李克绍 著

李克绍
伤寒解惑论

第二版

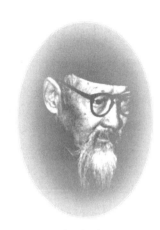

李克绍
医学全集

U0129902

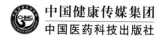

中国健康传媒集团

中国医药科技出版社

内 容 提 要

　　本书是李克绍教授多年学习和讲授《伤寒论》的体会。全书分为五章，以《伤寒论》六经辨证论治的主导思想和一些关键性的疑难问题为主线，对《伤寒论》进行讲解，并介绍了学习《伤寒论》的方法及伤寒方古为今用之验案，全面反映了李克绍教授的学术思想。全书具有很高的学术水平和实用价值，言语朴实流畅，内容丰富，可供中医爱好者及初学者、中医理论研究者、临床工作者参考阅读。

图书在版编目（CIP）数据

　　李克绍伤寒解惑论 / 李克绍著 . — 2 版 . — 北京：中国医药科技出版社，2018.5

　　（李克绍医学全集）

　　ISBN 978-7-5067-7058-3

　　Ⅰ . ①李… Ⅱ . ①李… Ⅲ . ①《伤寒论》–研究 Ⅳ . ① R222.29

　　中国版本图书馆 CIP 数据核字（2018）第 029552 号

美术编辑　陈君杞
版式设计　也　在

出版　**中国健康传媒集团**｜中国医药科技出版社
地址　北京市海淀区文慧园北路甲 22 号
邮编　100082
电话　发行：010-62227427　　邮购：010-62236938
网址　www.cmstp.com
规格　710×1000mm $\frac{1}{16}$
印张　9 $\frac{1}{2}$
字数　98 千字
初版　2012 年 6 月第 1 版
版次　2018 年 5 月第 2 版
印次　2021 年 9 月第 3 次印刷
印刷　三河市万龙印装有限公司
经销　全国各地新华书店
书号　ISBN 978-7-5067-7058-3
定价　35.00 元

获取新书信息、投稿、为图书纠错，请扫码联系我们。

行醫座右銘

察方辨證，立意在精詳。聞訟數用兵，機勿輕發。博學之、審問之、慎思之、明辨之，無斯數語，臨床應發，可以遠失。

李幼紹　一九八七年十月

再版前言

　　我的父亲李克绍先生，字君复，晚号齐东墅叟，山东牟平人。生于1910年，卒于1996年，享年86岁，是著名的中医学者、伤寒论学家。父亲自20世纪50年代起，任教于山东中医药大学（原山东中医学院），为山东中医药大学教授，全国仲景学说委员会顾问，全国首批中医专业硕士研究生导师，生前享受国务院政府特殊津贴。

　　早年做小学教员的父亲，靠深厚的国学根基，自学中医，终成一代大师。他一生博览群书，自到高校任教后，又对《伤寒论》进行了深入、系统的研究，并提出了他个人鲜明的学术观点，解惑了《伤寒论》研究史上许多重大疑难问题，对《伤寒论》的理论价值和临床价值都有所开拓。他说："勤求古训，博采众方，是张仲景的学习方法，也是学习张仲景的方法。"确实是这样，父亲的一生是读书的一生，学习的一生，又是勤于写作的一生。父亲生前发表了大量的学术论著，主要有：《伤寒论讲义》《金匮要略浅释》《伤寒论语释》《伤寒解惑论》《伤寒串讲》《伤寒百问》《胃肠病漫话》以及重要的学术论文 20 余篇。这些著述问世以来，深受广大中医学者的欢迎，有的书曾重印多次，仍然脱销，一书难求。为此，经与中国医药科技出版社商议，为满足中医学者的要求，将父亲一生著述以全集形式，再次修订出版。其中，《伤寒论讲义》《伤寒解惑论》《胃肠病漫话》《医论医话》《医案讲习录》《中药讲习手记》仍然单册再印；将《伤寒串讲释疑》分为《伤寒串讲》《伤寒百问》，首次以单本形式出版。

这些即将修订出版的文字，记录了父亲的学术思想，是他留给后人的宝贵财富。我想，此次父亲著作的修订出版，必将使他的学术思想进一步发扬光大，为更多的人所熟知，也为他学术思想的研究者提供了方便的条件。同时，这也是对父亲最好的缅怀与纪念。

李树沛

2017 年 12 月 17 日

前　言

　　《伤寒论》是中国古典医学名著之一，也是学习中医学的必读之书。但是，该书写作年代久远，辞义深奥，又因历代注家各逞己见，为本来不易学习的《伤寒论》，又增添了不必要的障碍，这就使学习该书的人，虽经年攻读，终不得要领。因此，必须改进学习方法，找出《伤寒论》原文的主导思想，抓住几个关键性的疑难问题加以解决，才能收到事半功倍之效。

　　学习《伤寒论》的目的，不是为学条文而学条文，主要是为了临床应用，解决医疗中的问题。如果学用脱节，学了条文不会在临床应用，仍等于没学。因此，能否理论联系实际，在临床医疗中能否灵活运用，这是检验学习《伤寒论》成功与否的主要标志。为使《伤寒论》这一古典医学名著发挥更大的作用，我把多年学习和讲授《伤寒论》的体会，在院党委的领导和支持下，进行了整理，编著了这本书。

　　本书共分五章，分别为《伤寒论》简介、《伤寒论》中的几个基本概念、学习《伤寒论》应注意的几个问题、《伤寒论》六经串解及伤寒方古为今用等内容。古方今用部分呈以具体的医案，可供医务人员学习《伤寒论》时参考。

由于水平有限，书中难免存有某些缺点错误，希望广大读者予以批评指正。

李克绍

1978 年 4 月

★此前言为李克绍教授于山东中医学院热病学教研组任职时所作。

李克绍
伤寒解惑论

目 录

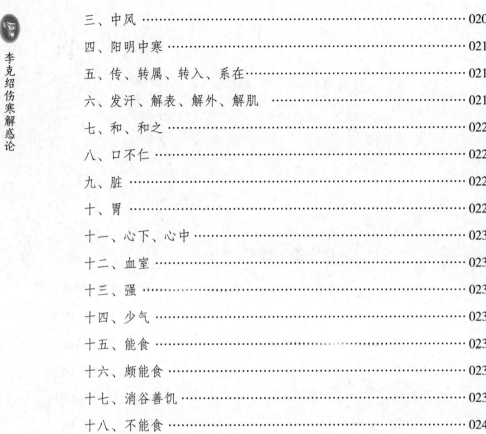

《伤寒论》六经串解 / 072

伤寒方古为今用 / 118

《伤寒论》提要

　　《伤寒论》是东汉张仲景的著作，原名《伤寒杂病论》，内容包括伤寒和杂病两部分，书成于公元3世纪初（200~210年）。由于那时印刷术还没有发明，全凭传抄，又值汉末时期，战乱纷起，所以流传不广，散失不全。到了东晋时期，太医令王叔和搜集、整理的伤寒部分，就是现在的《伤寒论》。

　　《伤寒论》的撰述，是张仲景以卓越的天才，认真负责的精神，在深入钻研《内经》《难经》等古代医籍的基础上，汇总了汉代以前劳动群众的医药经验和自己历年的临床实践，加工整理而写成的。书中内容丰富，理法严明。其中尤为突出的一个特点，是创造性地完成了中医学中六经辨证论治的完整体系，所以是一部理、法、方、药俱备，既有理论，又有实践的医学名著。

　　六经辨证论治，是把各种外感病的临床表现，综合分析，划分为太阳、阳明、少阳、太阴、少阴、厥阴六种不同的类型。再根据这些不同的类型，确定治则，选方用药。

　　疾病的临床症状表现，实际是各脏腑、各经络之间的病理反应。由于这些脏腑、经络，属性有阴阳，部位有浅深，病情有寒热，病机有虚实，这些反应就形成了不同的综合症候群。因此，六经辨证，实际是包括了脏腑、经络、气血、八纲在内的综合辨证。

下面简明而具体地介绍一下六经辨证的要点。

一、太阳病

太阳主卫外，所以太阳病是表病。足太阳的经脉上额交颠，入络脑，还出别下项，抵腰，入循膂，络肾，属膀胱。所以太阳受病，不能卫外，又邪入经络，就会脉浮、头项强痛而恶寒。病在表，应当发汗。有汗为太阳中风，宜用桂枝汤；无汗为太阳伤寒，宜用麻黄汤。又因膀胱是太阳之腑，所以太阳的变证，有时能"热结膀胱，其人如狂"。

二、阳明病

阳明主里，所以阳明病是里热病。里热外蒸，就不恶寒，反恶热。腹满、便秘的为阳明腑证，宜攻下，可选用三承气汤；自汗、口渴、脉洪大，为阳明经证，宜清热，用白虎汤。阳明腑为胃与大肠，所以其病理是"胃家实"。足阳明的经脉起于鼻之交颜中，下循鼻外，手阳明的经脉挟鼻孔，故凡出现口干、鼻燥，但欲漱水，不欲咽者，是热在阳明经络，是必衄之征。

三、少阳病

少阳为少火，喜条达不喜郁闭。少火被郁，就口苦、咽干、目眩。兼目赤、耳聋、胸中满而烦的，为少阳中风；头痛发热、脉弦细的为少阳伤寒。手、足少阳的经脉，分别布膻中、循胸胁，所以外邪袭入少阳的经络，又能出现往来寒热、胸胁苦满等半表半里的症状。治宜散郁火、枢转少阳，与小柴胡汤。

四、太阴病

脾脏属太阴，凡脾脏虚寒，不能运化，出现腹满而吐、自利不渴的，就是太阴病。治法当温中祛寒，宜四逆辈。足太阴的经脉，从膝股内前廉，入腹、属脾、络胃，所以太阳病误下，外邪陷入太阴，经脉壅滞时，能出现腹满时痛，或大实痛。治宜和太阴、通脾络，选用桂枝加芍药汤，或桂枝加大黄汤。

五、少阴病

少阴是心、肾二脏，藏精而主火。凡心肾两虚，脉微神衰的，就是少阴病。治宜急救回阳，选用白通汤、四逆汤等。也有肾水亏虚，导致心火炽盛，心中烦，不得卧的，这是少阴病的变型，宜育阴泻火，用黄连阿胶汤。

手少阴的经脉上挟咽，下膈络小肠，足少阴的经脉循喉咙，所以病在少阴的经络，能出现咽痛，或下利便脓血。咽痛的，选用甘草汤、桔梗汤、苦酒汤、半夏散及汤等。下利便脓血的，用桃花汤，或用刺法以泻经络之邪。

六、厥阴病

厥阴之脏为肝与心包，中藏相火，阴中有阳。所以其为病是寒热错杂，上热下寒。如消渴、心中痛热的，宜清上温下，可予乌梅丸。肝的经脉与督脉会于颠，若肝气挟寒浊上冲，干呕、吐涎沫、头痛的，宜温肝降浊，用吴茱萸汤。有厥阴热邪，奔迫于大肠之间，出现热利下重的，宜用白头翁汤。

小结：

以上六经，太阳、阳明、少阳，是三个阳经；太阴、少阴、厥阴，是三个阴经。阳经都属实属热，以发热为特点，是腑病的反应，治疗或汗，或下，或清，都以祛邪为主。阴经属虚属寒，以无热恶寒为特点，都是脏病的反应，治疗或温，或补，以扶正为主。这样，在《伤寒论》中，对于辨证来说，六经就起到了提纲挈领的作用。

六经辨证，除了上述作用外，还有另外一个重要方面，就是指出了三阴三阳病并不是固定不变的。它可因体质的差异、宿疾隐患、治疗经过等，出现各种不同的兼证、夹证、变证和相互转化等。这就使伤寒的治法更加丰富多彩，变化无穷。加之理法严格，方药简练，所以凡真正掌握了六经辨证施治之后，就不仅能治各种外感病，也有助于治疗一切杂病。正因如此，历代医家无不奉为规范，并推崇《伤寒论》为学习中医学的必读之书。

《伤寒论》是用古汉语写成的，文字古奥，义理深长，没有一定的古文修养和临床体会，读起来就非常困难。因此，学习《伤寒论》不能不借助于后世的注解。

为《伤寒论》作注解的，最早是金代成无己的《注解伤寒论》。自此以后，名家迭出，到现在为止，已不下二三百家。其中为人们所常读的有：金代成无己的《伤寒明理论》，宋代许叔微的《伤寒发微论》，明代方有执的《伤寒论条辨》，清代程应旄的《伤寒论后条辨》，张锡驹的《伤寒论注解》，柯韵伯的《伤寒论注》《伤寒论翼》，尤在泾的《伤寒贯珠集》，汪琥的《伤寒辨证广注》，黄元御的《伤寒悬解》，张路玉的《伤寒缵论》，喻昌的《尚论篇》，陈修园的《伤寒论浅注》，唐宗海的《伤寒论浅注补正》等。此外还有一些，不一一列举。

以上各家，或从文字上作注解，或从义理上作发挥，或从临床上予以论证，或出于辨疑解惑，或使之连贯易读，对于我们学习《伤寒论》都有很大的帮助，所以被推崇为名家。但是所谓名家，只是说他们对于《伤寒论》的某些方面，或某些问题，有独特的发挥和创见，这并不等于他们的注解和论述都是完美无缺的。另一方面，还有一些虽未被人们看作是名家，但在某一个问题上可能有独到的见解。因此，要选择关于《伤寒论》的辅导读物，就不要单从名家这一概念出发，名家也好，非名家也好，只要诠释得恰当、合理，就应当采用；不恰当，不合理，就应当摈弃。本书的写作，就是以此为指导思想，并结合余独自的学习心得和经验体会而写成的。

此外还需要说明的一点，是《伤寒论》的版本。

目前通行的《伤寒论》有两种版本：一是金·成无己的注解本，即《注解伤寒论》。一是宋·镌治平（1065 年）本，即高保衡等的原校本。前者以明嘉靖间汪济明的刊本为善，后者原刻已不可得，现在仅存有赵开美的复刻本。总之，宋、金时代的原刻《伤寒论》已不易见到，现在所能见到的，都是明刻本。但两者相较，成氏的注解本，已渗进了许多己见，又经辗转翻刻，出入尤多。高保衡的校本，虽然是赵开美所复刻，但赵氏是依照原书复刻的，与当时的原刻治平本，不会有多大的出入。因此，近代的《伤寒论》注者和读者，大都喜欢采用这一版本。

赵开美复制的治平本《伤寒论》，全书共分 10 卷，22 篇，合 397 法，除去重复，定有 113 方（其中禹余粮丸方缺，实际只有 112 方）。

这 22 篇之中，"辨脉法""平脉法""伤寒例"等篇，词句既不类"太阳"诸篇的文字，义理又多凿空臆说。"痓湿暍"篇，已被编入《金匮要略》中。至于"不可发汗""可发汗""发汗后""不可吐""可吐""不可下""可下"，以及"发汗吐下后"等篇，其中绝大多数条文，都是"太阳"等篇中原文的重出。所以注家从方中行以后，对于这些篇都删而不谈。这样，就只剩下"辨太阳病脉症并治"上、中、下3篇，"辨阳明""辨少阳""辨太阴""辨少阴""辨厥阴""辨霍乱""辨阴阳易"等各1篇，共10篇。

1955年，重庆市中医学会录用了赵开美本上述10篇，同时又将《金匮玉函经》（即《伤寒论》的别本）、《千金方》《外台秘要》《注解伤寒论》《仲景全书》，以及其他几种主要注本，相互校阅，并将各条文依次编列号码，印刷成册。这就是本书写作中所据以引用的蓝本。

《伤寒论》中的几个基本概念

学习《伤寒论》，首先遇到的是下面一些问题：一是《伤寒论》所论的伤寒，究竟是广义的，还是狭义的？就是说包不包括温病在内？二是《伤寒论》以三阴三阳名篇，即所谓六经，六经的概念究竟如何？三是伤寒有传经之说，传经究竟是怎么一回事？

这些问题，是历代注家争论得非常激烈的问题，也是学习《伤寒论》必须首先弄清楚的问题。下面分别谈谈个人对于这些问题的体会。

第一节　伤寒和温病的关系

《素问·热论篇》说："今夫热病者，皆伤寒之类也。"《难经·五十八难》说："伤寒有五：有中风，有伤寒，有湿温，有热病，有温病。"这说明，中医学中的伤寒二字，有广义、狭义两种不同的涵义。广义的是包括所有的热病在内，狭义的是五种伤寒中之一。

对于《伤寒论》中所论的伤寒，究竟是广义的，还是狭义的？在中医界过去和现在，一直存在着两种不同的争论。有的认为,《伤寒论》只是为治伤寒而设,这个伤寒,是狭义的,并不包括温病。张仲景可能还有《温病论》,但是已经散佚了。或者说仲景只长于治伤寒,而短于治温病。如杨栗山、王安道等,就是这样认为的。另一部分人则认为,《伤寒论》的伤寒,是广义的,是包括温病在内的,能治伤寒就能治温病,"后人不能出其藩篱"。这两派的争论,相持不下,一直延续到今天,还没有统一的结论。

《伤寒论》究竟是否包括了温病?能不能治温病?这个问题,应当以发展的眼光来看待。从《伤寒论》的内容来看,确实是包括了温病在内的各种不同的热病,但由于是历史上第一次总结,实践经验还不能说十分丰富,理论水平也不够十分完善,所以用现代眼光来看待的话,对于治疗伤寒方面,是比较完善了,而对于治疗温病方面,则不可否认是不够的。但也只能说是"不够"而已,而不能说不包括温病。譬如从方剂来看,桂枝二越婢一汤就是一张辛凉解表的方剂;温病学中的化斑汤,就是《伤寒论》中白虎汤的加味;加减复脉汤、一甲复脉汤、二甲复脉汤、三甲复脉汤、救逆汤,都是从炙甘草汤衍化而来;增液承气汤,就是调胃承气汤去甘草加生地、元参、麦冬;坎离既济汤,就是黄连阿胶汤加生地、甘草;椒梅汤来源于乌梅丸;凉膈散来源于栀子豉汤。至于治则方面,举例说,叶香岩《外感温热篇》云:"救阴不在血,而在津与汗,通阳不在温,而在利小便。"这实际来源于《伤寒论》中的芍药甘草汤、桂枝加附子汤和猪苓汤等。因为芍药甘草汤是养津以救阴,桂枝加附子汤是止汗以救阴,而猪苓汤是利小便以退热。这都足以说明,温病不但在方剂方面,就是理论方面,也都与《伤寒论》一脉相承。

温病学说在《伤寒论》的基础上,不但有所发展,而且有所改进。例如表证兼有里实证的，在《伤寒论》中，先汗后下是绝对必要的，而在温病学中则可以同时表里两解。又如《伤寒论》中的阳明中风，主以栀子豉汤，而温病学中三黄石膏汤所主治的症状，实际就是《伤寒论》中的阳明中风，疗效却远比栀子豉汤为好。还有"伤寒若吐若下后不解……循衣摸床，惕而不安，微喘直视，脉弦者生，涩者死"。论中仍主以大承气汤作孤注一掷，而在温病学中则有大、小定风珠和增液承气汤等，都比单用大承气汤更加稳妥而可靠。这些都足以说明，温病学是《伤寒论》的进一步发展，来源于《伤寒论》，而不同于《伤寒论》。吴鞠通总结温病，著《温病条辨》，自称跳出伤寒圈子，可以说他确实跳出伤寒圈子了，因为在理论方面，从六经辨证改用卫、气、营、血与三焦辨证；在药物方面，从麻黄、桂枝发展到薄荷、芦根、西瓜皮等。但也可以说，他仍然没有跳出伤寒圈子，因为温病本身就包括在《伤寒论》之中。不过由于时代的继续发展，药物的继续发现，理论的继续提高，到一定程度，也像其他科学一样，分科只是其必然的结果罢了。

第二节　三阴三阳和六经

凡读过《伤寒论》的人，都知道伤寒是以六经辨证的。六经就是三阴三阳。三阴三阳是怎样产生？又怎样为中医学所运用的呢？下面谈谈这个问题。

古人分析事物的属性，起初只有阴、阳两个方面。后来觉得只分阴阳还不够，也不能说明较为复杂的问题，于是又把阴阳各分为三，便成了三阴三阳——太阳、阳明、少阳，太阴、少阴、厥阴。《素问·至真要大论篇》："愿闻阴阳之三何谓？岐伯曰：气有多少异用也。"就是说：阴阳虽然能代表事物的两个方面，但是对于不同事物的每一方面，其阴或阳总是有偏多偏少的不同，因此它的作用也就各不相同，所以又分为三阴三阳。

三阴三阳用到中医学方面，在《内经》就有：一是用以代表风、寒、暑、湿、燥、火六气的，如《素问·天元纪大论》"厥阴之上，风气主之，少阴之上，热气主之，太阴之上，湿气主之，少阳之上，相火主之，阳明之上，燥气主之，太阳之上，寒气主之"就是。二是用以代表脏腑的，如《灵枢·经脉》以太阳代表膀胱与小肠，阳明代表胃与大肠，少阳代表胆与三焦，太阴代表脾与肺，少阴代表肾与心，厥阴代表肝与心包络。由于各脏腑的经络，有由胸走手、出手走头、出头走足、出足走腹的不同，因此又把各脏腑及其经络区分为手三阴、手三阳、足三阴、足三阳。这样就由六演变为十二，由抽象的概念演变为具体脏腑经络的名称了。

三阴三阳在中医学中不但代表了六气、脏腑和经络，到了汉代张仲景著的《伤寒论》中又用以代表疾病的类型。如"脉浮、头项强痛而恶寒"为太阳病，"胃家实"为阳明病，"口苦、咽干、目眩"为少阳病，"腹满而吐、食不下、自利益甚、时腹自痛"为太阴病，"脉微细、但欲寐"为少阴病，"消渴、气上撞心、心中痛热、饥而不欲食、食则吐蛔"为厥阴病。这就是历代《伤寒论》注家所说的"六经"。

《伤寒论》中划分六种病型，本来是和六气、脏腑、经络都有着密切关系的，所以也只有以三阴、三阳命名，才最为全面，最为恰当。试看《伤寒论》中的篇名，只是《辨太阳病脉证并治》《辨阳明病脉证并治》等等，而不是"辨太阳经病""辨阳明经病"，其原因就在这里。《伤寒论》的注家和读者们，都习惯于把三阴三阳叫作"六经"，"六经"读起来比"三阴三阳"方便，但是容易使人错误地认为"经"即"经络"之经，由此把人引入歧途。例如，有的《伤寒论》注家竟说：《伤寒论》只提足经，不提手经，是由于足经长，手经短，言足经就能包括手经。刘草窗竟进一步提出了"伤寒传足不传手"的谬说。他们直接把三阴三阳等同于经络，这都是从六经的"经"字引起的错误。柯韵伯在《伤寒论翼》中说："仲景六经，是'经界'之经，而非'经络'之经。"意思是说，六经之经是面，而不是经络之经的线，这一解释倒很正确。但是张仲景只提过三阴三阳，何尝提过"六经"？正如章太炎在《猝病新论》（现改称《章太炎医论》）中所说："仲景本未直用'经'字，不烦改义。"

第三节　伤寒传经的实质和伤寒日数的临床意义

外感病发生以后，总是每日每时在不断地变化，决不会总是停留在原始的症状上。这些变化的结果，除了自愈者外，其余的在《伤寒论》中，有的叫作"传"，有的叫作"转属"或"转入"。后世注家所谓的"传经"，就是以此为根据，又加以主观想象和神秘化而造出来的。

《伤寒论》中的"传"或"转属"，究竟是怎么一回事呢？是不是和后世的所谓"传经"那样神秘难测呢？现分析说明如下。

原来外感发病的初期，三阴三阳的症状并不典型，病人只是觉得"发热恶寒"或"无热恶寒"，并酸懒不适而已。这种现象，我们暂且称之为六经发病的前驱期。在前驱期中虽然还看不出将来要发展为哪一经病，但是也可以做出一个大概的估计。这就是"病有发热恶寒者，发于阳也；无热恶寒者，发于阴也"。这是因为，如果恶寒的同时又发热，就说明病人阳气素盛，大概将来会定型于三阳。如果只恶寒而不发热，就说明病人阳气素虚，将来必定型于三阴。至于什么时候定型，也就是说三阴三阳前驱期的长短，也有其临床的大体经验。一般是太阳病可以没有前驱期，一得病当天就会"脉浮、头项强痛而恶寒"，顶多只是短暂的"或未发热"而已。而阳明病则是"始虽恶寒，二日自止，即自汗出而恶热也"，显现出阳明的特征，终于"三日阳明脉大"，成为典型的阳明病。至于少阳病的口苦、咽干、目眩，则多出现于第三日，这从"伤寒三日，少阳脉小者，欲已也"反面证明：伤寒三日脉不小，就要出现"口苦、咽干、目眩"的少阳病。由此可见，三阳发病，由前驱期到各经具体症状的出现，大概是太阳病在第一日，阳明病在第二日，少阳病在第三日。然而临床常有不少发热恶寒的病人，未经治疗，也并不出现任何三阳病的症状，竟会逐渐寒热消失而自然痊愈。因此论中又说"伤寒一日，太阳受之，脉若静者，为不传"；又说"伤寒二三日，阳明、少阳证不见者，为不传也"。结合"伤寒三日，少阳脉小者，欲已也"，说明在这前驱期中，阴阳气血有可能重新得到调整，就不发展为三阳病；或者这根本不是什么病的前驱期，只不过是一种轻度的外感，所以发生于肤表，也消失于肤表，而不向前发展。

至于三阴病典型症状的出现，也有其临床的大体规律。三阴病的前驱期是无热恶寒，既然发不起热来，说明是阳虚体质，病情就会向里虚里寒的三阴方向发展。这就可能出现"伤寒四五日，若转气下趋小腹者，此自欲利也"，这就是传入太阴。或者"至五六日，自利而渴者，属少阴也"。如果六七日不解，出现手足厥，无论是寒厥或是热厥，则为病入厥阴。这样看来，三阴病典型症状的出现，其先后次序，大概是太阴病是四、五日，少阴病是五、六日，厥阴病是六、七日。但是无热恶寒的病人，是否都要出现三阴病，也不能肯定。因此论中又说："伤寒三日，三阳为尽，三阴当受邪，其人反能食而不呕，此为三阴不受邪也。"可见三阴病也可能在前驱期中阳气恢复而停止发展。或者这也根本不是什么病的前驱期，只不过是阳虚者的轻度外感罢了。

不管怎样，从以上可以看出，三阳病的出现，有一个发热恶寒的前驱期；三阴病的出现，也有一个无热恶寒的前驱期。由前驱期进入出现各经的症状期，这就叫"传"。柯韵伯认为，"传"就是《素问·水热穴论》"人伤于寒，传而为热"之"传"，就是变化了的意思。具体说来，就是由三阳病或三阴病共有的前驱期，变成可以明确划分为某一经病的症状定型期，这就叫"传"。

还可以看出，前驱期的长短，三阴病和三阳病也各不相同。太阳病很少有前驱期，阳明病是二日以后，少阳病是三日以后，太阴病是四日以后，少阴病是五日以后，厥阴病是六日以后。这就说明：病情越深重，其前驱期越长，病情较轻浅，其前驱期也较短。后世注家，不把一日太阳、二日阳明、三日少阳、四日太阴、五日少阴、六日厥阴看作是其前驱期的长短，却把一日、二日、三日、四日等理解为六经病互相传递的日期和先后次序，认为伤寒第一日，应当发为太阳病，第二日太阳病应当传给阳明经，变成阳明病，第三日再由阳明病传给少阳经，变成少阳病……以至最后变成厥阴病。为什么产生这样的错误认识呢？这是由于：①把三阴三阳之"六经"，错误地认为是经络之经；

②把同一经病的前驱期和定型期，看成是两个病；③错误地把"传"理解为这一经病传给另一经发病，成了"传递""传授"之传。注家并引用《素问·热论》"伤寒一日，巨阳受之……二日，阳明受之……六日，厥阴受之"作为日传一经的论据。还认为，日传一经，依次相传，是伤寒的一般规律。但是临床并未见到日传一经这样的事实，于是又强为解释说："这是一般中之特殊，传经中之例外"云云。其实，《素问·热论》的几日某经受之，何尝是指这一经传给那一经，其实质精神，同样是指由前驱期进入典型症状期。这点，沈金鳌在《伤寒论纲目》中所引闵芝庆的说法，已经接近于这样的初步认识。

《伤寒论》中的"传"，并不是说这一经病变成另一经病，已如上述。但是临床上由这一经病传递给另一经而变成另一经病的情况，确实是有的。譬如"太阳病，若发汗，若下，若利小便，此亡津液，胃中干燥，因转属阳明""本太阳病，初得病时发其汗，汗先出不彻，因转属阳明""太阴者，身当发黄，若小便自利者，不能发黄，至七、八日，大便硬者，为阳明病也""本太阴病，不解，转入少阳者，胁下硬满，干呕，不能食，往来寒热""本太阳病，医反下之，因而腹满时痛者，属太阴也"等等都是。总之，或因误治，或是自然演变，由这一经病变成另一经病，是常有的。但是这不叫"传"，而叫"转属"或"转入"。"转属"和"传"不同，传之前的前驱期和传之后的典型症状期，其临床表现虽然不同，但前后仍是一个病。而"转属"就不同了，转属之前是一经病，转属之后又是另一经病。虽然在西医学看来，这可能是一种病的不同阶段，而在《伤寒论》中，则由于属性和治则的明显不同，就要划分为两种不同的类型，而成为两种病了。

为了说明外感病"传"和"转属"的实际意义，及其与发病日数的关系，列表如下。

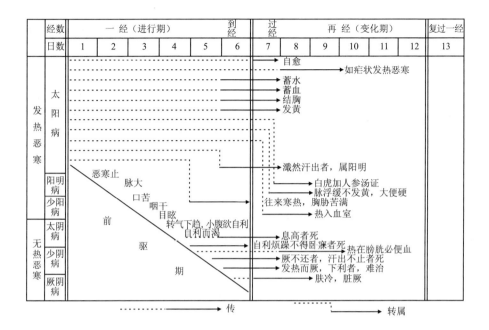

经数	一 经（进行期）					到经	过经	再 经（变化期）					复过一经
日数	1	2	3	4	5	6	7	8	9	10	11	12	13

发热恶寒 太阳病
自愈
如疟状发热恶寒
蓄水
蓄血
结胸
发黄

阳明病 少阳病
恶寒止 脉大 口苦 咽干 目眩 前
濈然汗出者，属阳明
白虎加人参汤证
脉浮缓不发黄，大便硬
往来寒热，胸胁苦满
热入血室

无热恶寒 太阴病 少阴病 厥阴病
转气下趋，小腹欲自利 自利而渴 驱 期
息高者死
自利烦躁不得卧寐者死 热在膀胱必便血
厥不还者，汗出不止者死
发热而厥，下利者，难治
肤冷，脏厥

传　　　　转属

上表表明：①"传"是同一经病的深化。"转属"是病位和属性的变化。②不但每一经病的前驱期进入定型期的"传"，可有大概的日数作参考，就是定型后的"转属"，也可以根据日数划分阶段来观察。大体是以六日为一过程，也叫"经"。第一过程终了，叫作"经尽"，进入第二过程，叫作"再经"。第一过程，由不典型到典型，是疾病的进行期。第二过程是疾病的变化期。变化有两种可能：①向好的方面变化，包括病情缓解或完全治愈。论中说的"太阳病，七日以上自愈者，以行其经尽故也"，"发于阳者七日愈"就是。如果病人是无热恶寒，四五日未出现太阴病，五六日又未出现自利而渴的少阴病，六七日又不出现厥，那就是里阳恢复，就是论中所说的"发于阴者六日愈"。②向坏的方向发展，包括转属阳明、转属少阳，也包括蓄水证、蓄血证、发黄证、结胸证等。这些变化，都是从受病之日起，邪正斗争，阴阳气血由渐变至突变的结果。

既然体内的阴阳气血在不断地演变，所以伤寒发病之后，其日期的深浅，有其大体的临床指导价值。论中不少条文都提到"一二日""二三日""三四日""四五日""五六日""六七日""七八日""八九日""十余日""十三日"等，都是启示体内的变化情况，是指导临床的参考资料，虽然不能过于拘泥，但也不是无的放矢。

凡变证之由于自然演变而成的，大体都有日数可供参考。但如果是由于治疗或治疗不当而变的，其变化就不受日数的限制，就像太阳病经过发汗而愈就不需要"七日以上"一样。但是误治以后的结果，除了跟所采取的治疗方法有关以外，也取决于内在因素，而内在因素的形成，仍然与日数有关。譬如太阳病发汗因转属阳明，只有在胃肠道逐渐化热化燥的情况下才能促成。如果是初得病的一二日，内未化热化燥，即使过汗，也只会亡阳，不会转属阳明。又如论中的变证，有不少是由于"太阳病下之"所促成的。太阳病而竟误用下法，就提示可能是太阳病虽然未解，而阳明已在化热化燥了，这也必然与日数有关。正因如此，所以在什么情况下发汗会亡阳，什么情况下发汗会转属阳明，什么情况下下之会协热利，什么情况下下之会下利清谷，什么情况下下之会成结胸、作痞、致虚烦，除了汗下不如法之外，内因也要考虑在内，因此，日数的深浅，仍然有参考价值。

日数既然可以启示内在的变化情况，所以临床诊断、处方用药，日数也有参考价值。例如"少阴病，得之二三日，麻黄附子甘草汤微发汗"，为什么？"以二三日无里证，故微发汗也"。又如"伤寒二三日，心中悸而烦者，小建中汤主之"，是因为二三日就悸而烦，只能是里虚，邪热入里之烦，不可能那样迅速。又如 251 条 [①] 估计燥屎的形成，"二三日，烦躁心下硬"，只是宿食。"至四五日"才少予小承气汤"令少安"。"至六日"才"予承气汤一升"等，都说明日数的多少，在临床治疗时，也是不可忽视的参考资料之一。

三阴病以少阴病和厥阴病最为深重，而六七日、七八日是再经的初期，也是这两经病极为关键的时刻，不是好转，就是恶化，读《伤寒论》时，尤应注意。

由以上所述，可见伤寒的变化是与日数的深浅关系极为密切的。但是也要看到，这只有在旧社会，尤其是旧社会的偏僻农村，才能观察得最清楚。因为那里缺医少药，患病后不能及时治疗，只能听其自然演变，所以连一般农民也有这方面的常识。譬如直到现在，农村中的老年人，每遇到外感热病，还常提到"伤寒紧七慢八"之说（就是说，七八日是伤寒病变化的关键时刻），就是很明显的例子。可是到了今天，毛主席的革命卫生路线深入人心，赤脚医生的茁壮成长，合作医疗的普及巩固，使广大农村形成了一个防治结合的卫生网，赤脚医生送医送药上门，不允许疾病自由发展，就很难观察到日数与伤寒的关系，因而日数的深浅，就不像以前那样被临床者所十分重视了。不过我们既然要研究《伤寒论》，就仍应考虑到千余年前编写《伤寒论》的时代背景，结合临床实际，实事求是地弄清楚伤寒的日数究竟有什么价值，传经究竟是怎么一回事。这样才能真正理解《伤寒论》。另一方而，借此了解一下人体的抗病机制，也是有益的。如果不是这样，只盲目地看注解，就会被旧注家引入迷途。旧注家的错误在哪里呢？错就错在脱离实践，凭空臆想，挖空心思，牵

---

① 条文号数，是根据宋治平本明代赵开美刻本，下同。

强附会。错就错在硬把这些变化称之为"传经"，而且还造出什么"循经传""越经传""首尾传""表里传""传足不传手"等谬说，把一部极其朴素实用的《伤寒论》，涂上了一层层形而上学的色彩。

学习《伤寒论》应注意的几个问题

　　《伤寒论》是千余年前用古汉语写成的，医学上的名词术语和行文的语法习惯，都有其时代的特点，能不能正确地理解这些特点，对于能否正确地理解《伤寒论》，有很大的关系。另一方面，读《伤寒论》不能不借助于各家的注解，但是看注解，也要有分析，有批判。因为各家见仁见智，各不相同，甚至门户水火，互相诋毁。如果不善于分析，就会"此亦一是非，彼亦一是非"，蒙头转向，如坠云雾中，甚至被别人牵着鼻子走，替错误作辩护。

　　本章针对上述情况，指出学习《伤寒论》应注意的一些问题，既可使学者少走弯路，也避免被错误的注解引入歧途。

第一节　名词术语的正确理解

　　《伤寒论》中的名词术语是极为朴素的，有的流传到现在还是大众化语言（如"能食""不能食""大便硬"等）。但是这种语言用在医学上，就有一定的涵义，也有一定的运用范围，又与一般的语言不同。

一、病与证

"病"，有病名，有一定的病位，有一定的属性，其发生、发展基本上有一定的过程与规律。在《伤寒论》中，病有"三阳病""三阴病"等。

"证"，是每一种病在不同时期的不同症状表现。譬如同是太阳病，初期是脉浮、发热、恶寒、头项强痛等表证，而到了出现水液代谢障碍时，就会出现消渴、小便不利等里证。在《伤寒论》中，除了表证、里证之外，还有桂枝证、柴胡证等名词。

二、伤寒

有二义：一是广义的，是一切外感病的总称。初起有发热恶寒的，也有无热恶寒的。发热恶寒的，多发展为三阳病，无热恶寒的，多发展为三阴病。二是狭义的，是三阴三阳病分类中的一种病型，与"中风"相对而言。如太阳病有太阳中风、太阳伤寒；阳明病有阳明中风、阳明中寒；少阳病有少阳中风，少阳伤寒。太阴病、少阴病、厥阴病也是如此。

三、中风

是三阴三阳病分类中与"伤寒"相对的一种病型。其命名的根据有二：一是风性疏泄与寒性凝敛相对。如太阳病有汗称中风，无汗称伤寒。二是指阳邪，与寒为阴邪相对。如大青龙汤证，无汗烦躁者为阳邪，为中风；身不痛但重，不烦躁者，对比之下为阴邪，为伤寒。阳明病，若能食，名中风；不能食，名中寒。少阳病，目赤，胸中满而烦者，为阳邪，为中风；仅头痛发热，目不赤，不烦满者，相对为阴邪，为伤寒。太阴病，手足自温，不太热，不烦痛者为伤寒；四肢烦痛者，相对为阳邪，为中风。由于那时还没有"寒化证""热化证"这样的名词，所以少阴病和厥阴病，同样也都是以寒化证为伤寒，热化证为中风。

四、阳明中寒

"中寒"这一名词，仅见于阳明病中，是与"阳明中风"相对而言。其胃阳素盛，化热迅速者为中风；胃阳不盛，化热迟缓，化燥费力者为中寒。因阳明病是胃家病，是里病，所以不叫"伤寒"而叫"中寒"（中，作平声读）。

五、传、转属、转入、系在

"传""转属"，见前"伤寒传经的实质和伤寒日数的临床意义"节。

"转入"，即转属。

"系在"，伤寒在还未转属别经之前，已经具备了转属别经的内在条件，出现了可能转属别经的苗头，叫作"系在某经"。譬如"伤寒脉浮缓，手足自温者，此为系在太阴"。就是说，缓主内湿，手足不热而温，是脾阳不盛，这就具备了表热与太阴脾湿相搏，转变为太阴发黄的条件，所以就叫作"系在太阴"。

六、发汗、解表、解外、解肌

四者都是祛除表邪的意思，但其涵义稍有不同。"发汗"，是服药后必须温覆，以达到出汗的目的。"解表"和"解外"，虽然也是以祛除表邪为目的，但是服药之后，听其自然，不用温覆，也不一定必须出汗。表，是肤表，部位一定；外，是对里而言，除了里都是外，所以半表半里也可以叫作外，但不能叫作表。

如"欲解外者，宜桂枝汤""先宜小柴胡汤以解外"都是。前之"外"，实际是表；后之"外"，实际是半表半里。"解肌"，是指邪在肌腠，专指表邪之表疏有汗者而言，是桂枝汤的专长。

七、和、和之

"和"，即无病。如"口中和"，即口中清爽，不燥不渴。"表和里实"，是无表证而里已成实。"荣气和"，是荣无病。"表未和""里未和""卫气不和"，是表、里、卫气处于病理状态。

"和之"，是用小剂量的药物治之使之和。如"桂枝汤小和之""微和胃气，予调胃承气汤"。比常规汗下为轻，故称"和之"。

八、口不仁

即口不和，是黏腻不清爽，但尚未至于燥渴。旧注解释为口不知味，不够恰当。

九、脏

若与腑对举，是指五脏。若不与腑对举，便是包括六腑在内的体内全部脏器。如"诸病在脏"（《金匮要略》）、"脏无他病""脏有寒""脏结""脏厥""脏寒"等都是。这和《内经》"愿闻十二脏之相使"和"凡十一脏皆取决于胆也"的"脏"字，都是广义的，是统所有脏腑而言的。

十、胃

《伤寒论》中的胃，是指整个消化管道说的。譬如"胃家实"，胃而称家，显然不仅仅是仓廪之官的胃。又如"胃中必有燥屎五六枚也"，这显然是指大肠。

十一、心下、心中

这是单指胃，或胃周围，不包括大肠、小肠。如"烦躁心下硬""心中痛热，饥而不欲食""心下痞硬"等都是。

十二、血室

即子宫。有的注家指为肝经，有的注家指为冲脉，都是错误的。

十三、强

亢进的意思，是病理现象。如"荣弱卫强""浮则胃气强"都是。

十四、少气

《灵枢·五味》："故谷不入，半日则气衰，一日则气少矣。"是指气息微弱，不是短气。

十五、能食

对不能食而言，是食欲正常。如"下利后当便硬，硬则能食者愈""阳明病，若能食，名中风"。

十六、颇能食

是较能食、略能食、食欲尚可的意思。如"到后经中颇能食"。

十七、消谷善饥

即食欲亢进，是病理现象。如"合热则消谷善饥"。

十八、不能食

有二义：一是指食欲减退。如"阳明病，若中寒，不能食"。一是指厌食。如"反不能食者，胃中必有燥屎五六枚也"。

十九、小便利

即小便正常。与小便难、小便少相区别。如"若其人大便硬、小便自利者，去桂枝加白术汤主之""小便利者，大便当硬"。

二十、大便硬

即较坚硬的大便。有时是对大便溏而言，即大便正常，不溏不薄，能够成条。如"下利后，当便硬"就是。

二十一、初头硬

即大便头尚能成硬，而后部则是溏粪。

二十二、燥屎

是坚结干硬的粪块，极易致成肠梗阻，导致自身中毒等危症。如"烦不解，腹满痛者，此有燥屎也"。

二十三、下利、下利清谷

"下利"，即腹泻。虚寒性腹泻，并泻下未消化的食物，叫"下利清谷"。

二十四、热利下重

即里急后重的痢疾。

二十五、经、到经、过经、再经、行其经尽

见前"伤寒传经的实质和伤寒日数的临床意义"一节。

二十六、寒

指寒痰、水饮。如"此本有寒分也""膈上有寒饮""此寒去欲解也"等都是。

二十七、哕

指膈痉挛，俗称打呃忒。与胃痉挛有呕的声音而无呕出物的干呕不同，也与噫气不同。

二十八、噫气、干噫

"噫"，同嗳，即嗳气。

二十九、太阳病如疟状

指发热恶寒之间歇发作者，是表邪已衰而未尽的现象。与寒时不热、热时不寒的往来寒热不同。

第二节　读于无字处和语法上的一些问题

一、要善读于无字处

读于无字处，就是说要从原文的简略处下工夫、找问题。因为古人的著作，有时略去人所共知的一面，而只写人们所不知的

一面；有时只写突出的一面，而略去普通的一面；有时只写其中的某一面，而另一面由读者自己去体会。例如阳明篇三急下证和少阴篇三急下证，有几条都略去了"腹满""腹痛"等大承气汤的主症，却突出地描述了"目中不了了、睛不和""下利清水""发热汗多""口燥咽干"等症状，就是因为：既然说"大承气汤主之"，那么大承气汤的主症腹满、腹痛必然在内，这是人所共知的，所以略而不提。但是大承气汤证的腹满、腹痛等症，在一般情况下，并不构成急症。急在哪里？急就急在"目中不了了、睛不和"，因为这已是自身中毒。急就急在"发热汗多""下利清水色纯青""口燥咽干"，因为这将导致严重脱水，或已接近脱水。至于"发汗不解"更加"腹满痛"，和"腹胀"极重而仍"不大便"，更是肠梗阻的危急症状，所以必须急下。如果不了解这一点，忽视了条文中所略去的腹满、腹痛，而只从文字的表面上找问题，就会对于"发热汗多"和"口燥咽干"这样的症状竟用峻剂大承气汤表示怀疑。陈修园著《伤寒论浅注》就曾怀疑过，并且强解为这是下的水谷之"悍气"。"悍气"这一名词，见于《灵枢·动输》和《灵枢·邪客》，本来是用以形容卫气性质的剽悍，以与荣气性质的冲和相区别，并不是在卫气、荣气之外，还另有一种什么"悍气"。陈氏由于不明白大承气汤的主症就在于无字处，所以不能正确地理解原文，而且为强使原文附和自己的意见，又曲解了"悍气"。再举一例。

187条："伤寒脉浮而缓，手足自温者，是为系在太阴。太阴者，身当发黄，若小便自利者，不能发黄。至七八日，大便硬者，为阳明病也。"

读这样的条文，从"若小便自利者……七八日大便硬者"，应当想到"是为系在太阴"句之前，是略去了"小便不利，大便不硬"这两个症状。只有把略去的这两个症状,同"脉浮缓、手足自温"结合起来,才能对于伤寒系在太阴的病理认识得更清楚。对于本条"至七八日,大便硬者,为阳明病也"和278条"至七八日,虽暴烦下利日十余行,必自止",这同一疾病的两种不同机转,就更容易理解了。

又如:论中有好多变证,是由于太阳病下之后出现的。太阳病为什么竟采用下法?这可能是在太阳病未解的同时,又出现了可下的里证,或者出现了容易误诊为可下的其他症状(如28条的"心下满、微痛"、少阳中风的"胸中满而烦"、太阴病的"腹满"等)。也应当根据下后变证的轻重和特点,来推测其未下之前的具体症状,这也是读于无字处的方法之一。

二、不注意句法的简化所引起的错误

例如243条:"食谷欲呕,属阳明也,吴茱萸汤主之;得汤反剧者,属上焦也。"

《医宗金鉴》认为:"得汤反剧,非中焦阳明之胃寒,乃上焦太阳之表热。吴茱萸气味俱热,药病不合,故反剧也。"程郊倩则认为:得汤反剧者,是上焦寒盛格阳,以致药不能下达中焦之阳明。这样,都把上焦和阳明分割开来。其实呢,阳明是指整个胃肠道而言,胃肠道本身就可以分为上、中、下三焦。譬如《难经》就说,上焦当胃上口,中焦当胃中脘,下焦当胃下口。《金匮要略》云:"上焦有寒,其口多涎,"就是胃上口。《伤寒论》中也有"此利在下焦,赤石脂禹余粮汤主之",就是指的大肠。本条的"得汤反剧",明明是寒涎聚在胃上口,未服药之前食谷欲呕,是寒涎得热欲散的缘故。服吴茱萸汤之后,辛燥之性,使邪从上溃,所以反而吐剧。这也是药已中病的好现象。如果寒涎不在上焦胃上口，而在中焦胃中脘，那么服药后寒涎就会温散下降，不至于呕吐，病也会好的。所以属上焦也好，属中焦也好，都未离开阳明。可见六经不是三焦，而又离不开三焦。"属上焦也"是"属阳明之上焦也"的简化语。注者不知是简去了"阳明"二字，强把阳明和三焦分家，就造成了上述错误。

三、分不清句法中的宾和主所引起的错误

例如 131 条："病发于阳，而反下之，热入，因作结胸；病发于阴，而反下之，因作痞也。"

舒驰远认为，病发于阳，阳指风伤卫，病发于阴，阴指寒伤荣。柯韵伯谓："阳者，指外而言，形躯是也；阴者，指内而言，胸中、心卜是也。"论中第 7 条，已经明白指出："病有发热恶寒者，发于阳也；无热恶寒者，发于阴也。"注家们为什么偏偏避开这一前提而另作猜测呢？其原因就在于：如果把"发于阳""发于阴"指为"发热恶寒"和"无热恶寒"，那么发于阳下之成"结胸"，是说得通的，但是发于阴下之"因作痞"，在他们看来就存在问题。因为五泻心汤证，都是在发热的基础上误治而成，没有一个是在无热恶寒的情况下出现的。因此，只好把"发于阳""发于阴"另作解释，以求与"作痞"相适应。

其实，本条的"成结胸"和"因作痞"二者，并不是相提并论的。其重点是阐明"病发于阳，而反下之，热入，因作结胸"。突出的关键是"热入"。至于"病发于阴，而反下之，因作痞也"，只是陪衬句法，是说如果不是病发于阳，而是病发于阴，即使下之，也无热可入，充其量只能作痞而已，是决不能成结胸的。这在古代语法上，叫作"借宾定主"。

正由于上句是主，下句是宾，所以下文接着就说，"所以成

结胸者，以下之太早故也。"接着又提出结胸的症状和治法是："结胸者，项亦强，如柔痓状，下之则和，宜大陷胸丸。"而没有再提痞的治法。

痞，虽然不是本条的主题，但总还需要说明一下，在无热恶寒的情况下，下后能不能作痞，才能证实"发于阳""发于阴"是指发热和无热的可靠性。

无热恶寒，而反下之，能不能作痞呢？成五泻心汤证那样的热痞，当然是不可能的。但是痞的种类太多了，除了热陷致痞之外，还有停水之痞、痰壅之痞、胃寒之痞，胃虚气逆之痞。《金匮要略·腹满寒疝宿食篇》云："夫瘦人绕脐痛，必有风冷，谷气不行，而反下之，其气必冲，不冲者，心下则痞也。"这类的痞，难道其作痞之前，还必须发热恶寒吗？

其实，病发于阳，下之并不仅限于成结胸，痞、虚烦、协热利、发黄等证都有出现的可能。痞的成因，也不一定都是下后所促成，发汗、催吐或未经治疗，都能成痞。论中149条就说："伤寒五、六日，呕而发热者，柴胡汤证具，而以他药下之，柴胡证仍在者，复与柴胡汤，此虽已下之不为逆，必蒸蒸而振，却发热汗出而解。若心下满而硬痛者，此为结胸也，大陷胸汤主之。但满而不痛者，此为痞，柴胡不中与之，宜半夏泻心汤。"张仲景并没有把痞的成因固定在"病发于阴"上，而这里却指出"病发于阴，下之因作痞也"，显然是为了从对面烘托、证明：结胸之因下而成者，必是"病发于阳"，必是"热入"。张隐庵云："病发于阳者，发于太阳也，太阳主表，宜从汗解，而反下之，则胃中空虚，邪热内入，而结于胸膈之阳分，因作结胸。病发于阴者，发于少阴也，少阴上火下水，而主神机出入，治当助其君火之阳，而反下之，则邪入胸膈之阴分，因作痞也。"这段解释，把阳指为太阳，阴指为少阴，亦即发热恶寒和无热恶寒之意，这点还是正确的。但仍然不知"因作痞"是陪衬句法，意和"成结胸"列于互相对比的同等地位，这就势必要在"发于阴"上找作痞的论据，而痞的成因实际又不限于病发于阴，所以他对于作痞的这段解释，也不可能词通理达，而只能是模糊不清和不切实际罢了。

第三节　内容不同的条文要有不同的阅读法

《伤寒论》的条文，共有397条。这些条文，有属于病理说明的，有属于鉴别对比的，有属于具体治疗的，有属于原则指导的，更有一些是临床的病案记录。总而言之，有原则，有具体，有主题，有旁证，内容广泛，各不相同。因此，读起来其侧重点也不能一致。

譬如第29条的"伤寒脉浮、自汗出、小便数、心烦、微恶寒、脚挛急，反与桂枝欲攻其表，此误也。得之便厥……"，就是一段很详细的临床记录，其下一条就是这一条的病案讨论。所以读这样的条文，就应当像讨论病案一样，务求分析透彻，排除疑似，而不是要求背得熟、记得牢。

又如第97条："血弱气尽腠理开，邪气因入，与正气相搏，结于胁下……"这是对于小柴胡汤证的病理解释。读这样的条文，只要求理解柴胡诸证的发病机制，不是要求别的什么。如果原文不易理解，也可以撇开原文，另找浅显易懂的说明。目的是只要能弄明白道理就好。

还有一些是属于具体治疗，临床应用的。如"太阳病，头痛、发热、汗出、恶风，桂枝汤主之""若脉浮、发热、渴欲饮水、小便不利者，猪苓汤主之""发汗吐下后，虚烦不得眠，若剧者，必反复颠倒，心中懊恼，栀子豉汤主之"等。这些最好是能够牢固地掌握起来。但是能够牢固掌握起来的一个先决条件，仍要先理解其病理。

至于鉴别对比，是从相似的共同现象中，找出其本质上的差别，所以理解更重于记忆。例如："下之后，复发汗，必振寒，脉微细，所以然者，以内外俱虚故也。"这与表证未解都有恶寒的症状，但是对比一下，这是脉微细，并且恶寒出现在发汗热退之后，所以是内外俱虚。这和表证未解、脉浮发热的恶寒是不同的。又如"呕而发热者，柴胡汤证具"，可是"本渴而饮水呕者，柴胡不中与之也"。"伤寒脉浮而缓，手足自温者，是为系在太阴"，可是"伤寒四五日，身热恶风，颈项强，胁下满，手足温而渴者，小柴胡汤主之"。通过这样的鉴别对比，胃虚停水之呕和柴胡证之呕，太阴的手足温和柴胡证的手足温，似同实异。越辨越细，越辨越明，才是学习的目的。

又如第 148 条："伤寒五六日，头汗出、微恶寒、手足冷、心下满、口不欲食、大便硬、脉细者，此为阳微结，必有表复有里也。脉沉亦在里也。汗出为阳微。假令纯阴结，不得复有外症，悉入在里。此为半在里半在外也。脉虽沉紧，不得为少阴病，所以然者，阴不得有汗，今头汗出，故知非少阴也，可与小柴胡汤。设不了了者，得屎而解。"这一段，既有病理说明，也有鉴别对比，有具体症状，也有治疗原则，同时也是一份完整的病历和病理讨论。这样的条文，论中也是不少的，不要忽略过去。

以上这几类条文，除了有关某一汤证的具体症状需要重点掌握以外，其余的只求理解，不必强记。只有属于治疗原则那样的条文，才既要理解，又要强记。因为这类条文，是从有关治疗的条文中综合、归纳而得出来的结论，反过来又能指导临床，并能帮助理解与之有关的原文。现举几条这样的原文如下。

42 条："太阳病，外病未解，脉浮弱者，当以汗解，宜桂枝汤。"

这是从论中所有用桂枝汤解外的条文中归纳出来的一条重要原则。是说，凡是太阳病，要采用桂枝汤的依据，就是外证未解、脉象浮弱。只要合乎这一原则，就不管有汗无汗，已未汗下，只要还有一两个太阳症状，如身痛、脉浮等，说明是外证未解，同时又脉象浮弱，不能峻汗，就是桂枝汤所主。根据这一原则，就可以推知，下后脉促（指脉象上壅两寸，仍属浮脉的范畴）、胸满者，微喘者，其气上冲者，都是外证未解，脉象都应浮弱。有的注家认为，本条也应当有"汗出"一症，这不但把本条从指导意义上降低为一般的具体的用法，而且还把桂枝汤的应用，局限在狭小的圈子里。

265 条："伤寒，脉弦细，头痛发热者，属少阳。"

这已把少阳伤寒的主脉主症简单扼要地点了出来。根据这一原则来运用小柴胡汤，就不必口苦、咽干、目眩，不必寒热往来，不必具有所谓柴胡四大主症，只要发热却脉不浮紧、浮缓而弦细，就属于少阳的范畴，就应以小柴胡汤主治。根据这一原则，那么读《伤寒论》"伤寒阳脉涩、阴脉弦，法当腹中急痛者"，服小建中汤后不差，脉已不涩而仍弦者，就当然会想到用小柴胡汤了。读"伤寒五六日，头汗出、微恶寒、手足冷、心下满、口不欲食、大便硬"，而同时又"脉细者"，也当然会想到用小柴胡汤了。

222 条：“渴欲饮水，口干舌燥者，白虎加人参汤主之。”

这就是白虎汤所以要加人参的重要原则。口干舌燥，是包括裂纹、起刺在内。渴欲饮水到了口干舌燥的程度，这表示热炽津伤，非加人参以救气阴不可。从这点也可以推知，五苓散之渴，猪苓汤之渴，以及加花粉、乌梅、文蛤之渴，都只是口干，而舌不会燥，不会裂纹，不会起刺。也可知白虎汤证，虽然表里俱热，但只是口不仁，还不渴，或虽渴而尚未到口干舌燥的程度。还有，热盛津伤的渴欲饮水、口干舌燥，既然是白虎加人参汤的主症，那么只要具备了这一主症，其余的症状就都是次要的了。什么大热、大汗、脉洪大等都可能不典型。因此，读到“伤寒无大热”“背微恶寒”“时时恶风”等，白虎汤证俱不典型，但却“舌上干燥而烦，欲饮水数升者”，自然就会想到是白虎加人参汤证了。

351 条：“手足厥寒，脉细欲绝者，当归四逆汤主之。”

这就是运用当归四逆汤的原则。只要肢寒脉细是由于阳虚血少，就不管是“腹濡脉虚复厥者”“小腹满、按之痛，冷结在膀胱关元”者，都可以用当归四逆汤为主，随症加减治疗。

除了上述各类条文以外，还有一些价值不大，甚至落后错误的东西，则以删去不读为是。

第四节　要有机地把有关条文联系在一起

《伤寒论》的条文，虽然在形式上是逐条分列，节段分明，但实际是互相联系、互相对照、互相启发、互相补充，是不可分割的一个大整体。因此读《伤寒论》时，不能条条孤立，必须有机地相互联系在一起，才能领会得更为全面、更为深透。现举三阴中风为例，说明如下。

《伤寒论》三阴篇的中风证，只有太阴中风指出是"四肢烦痛，阳微阴涩而长者为欲愈"，有脉象，也有症状。至于少阴中风，是"脉阳微阴浮者为欲愈"，厥阴中风是"脉微浮，为欲愈，不浮，为未愈"，都只有脉象，并无症状。因此，注家们或顺文敷衍，只解脉象，干脆不提应当是什么症状（如钱璜）；或则抱怀疑态度，认为这可能是另一派古医家的传说，张仲景有意无意地记录下来；也可能是王叔和强掺在里面（陆渊雷）；也有人根据太阳中风的症状来推测，认为也应当是发热汗出。众说纷纭，莫衷一是。

究竟应当怎样解决这个问题呢？我认为首先应从"中风"这一名词的涵义入手。

"中风"和"伤寒"是相对而言的。这在前面名词术语的解释中，已作了较为详细的说明。并在那一节里也提出了少阴病和厥阴病是以热化证为中风，寒化证为伤寒。

以少阴病和厥阴病的热化证为中风，这是把三阳病和太阴病的中风、伤寒各条条文有机地联系在一起，又加以对比、综合、推理而得出来的结论，《伤寒论》原著中并没有这样的明文。因此，对于这一结论是否正确，还需要来一次检验。检验的方法，仍然是把这二经热化证的病理、症状，和其同经的中风所标明的脉象，各自有机地联系起来，看看脉证是否一致，才有说服力。下面先探讨少阴中风。

少阴中风，是脉"阳微阴浮者，为欲愈"。我们试从欲愈的脉象，推寻其未愈的脉象，就应当是阳脉不微，阴脉不浮。少阴是心肾水火之脏，阳脉不微，就表示心火不降，阴脉不浮，就表示肾水不升。水不升，火不降，就必然水亏火炽，心肾不交，而导致"心中烦，不得卧"，这正好是少阴热化证。少阴热化证的病理、脉象、治则与发展变化，是怎样的呢？如果把与热化证有关的条文都联系在一起，就可以看出一个非常清楚的轮廓是："少阴病……心中烦，不得卧"，舌赤少苔，"脉细沉数，病为在里，不可发汗"，"黄连阿胶汤主之"。若"但厥无汗，而强发之，必动其血，未知从何道出，或从口鼻，或从目出者，是名下厥上竭，为难治"。如果未治，而脉"阳微阴浮者，为欲愈"。亦有"八、九日，一身手足尽热者，以热在膀胱，必便血也"。这就是把与热化证有关的条文组织在一起。这不但可以确凿地看出少阴中风就是少阴热化证，而且把少阴中风证的具体症状和脉象、治则、应用方剂、禁忌和预后，组成了一个完整的描述。这就说明，把相关条文有机地联系在一起，是非常重要的。

再探讨一下厥阴中风。厥阴是风火之脏，其为病是风火郁闭于里，所以出现"消渴、心中痛热"等一系列风扇火炽、火盛灼津的症状。这属于阳邪，自然也就是中风。其脉象和预后怎样呢？在下一条紧接着就说："厥阴中风，脉微浮，为欲愈，不浮，为未愈。"就是说，脉微浮是风火有出表之意，消渴、心中痛热等症即将消失。如果不浮，是风火仍郁于里，即为未愈。三阴病最怕亡阳，所以多死于寒化证。至于热化证，基本无死证，所以"脉不浮"，亦只不过是"未愈"而已。

这两条紧密相连，一述证，一述脉，互相联系，互相补充。不但补充了厥阴提纲那条的脉象是"不浮"，而且启示了三阴热化证无死证，这又一次说明读《伤寒论》要把有关条文有机地联系在一起的重要性。

不能把《伤寒论》的条文有机地联系起来看，却孤零零地去钻研某一节段，就容易走入死角，既不能正确地理解原文，也不会筛选旧注。沈明宗在所著《伤寒六经辨证治法》中就已经提到："且如阴亏者，风邪传里，以挟肾中相火而发，阳邪炽盛，治当养阴抑阳。"这明明指出少阴中风就是少阴热化证。但至今没有被人所重视，其原因就在这里。

第五节　解剖方剂，注意方后注

全部《伤寒论》只用了八十几种药物，而组成的方剂却有一百多个。这突出的说明伤寒方的灵活、简练、严格。要学习这种灵活、简练、严格，就要善于解剖方剂。譬如就其药物的组合举例来说吧，桂枝汤实即桂枝甘草汤和芍药甘草汤的合方再加姜、枣。四逆汤实即甘草干姜汤和干姜附子汤的合方。这些合方的作用，也就是各个单方作用的总和。又如大青龙汤，可以看作是麻黄汤和越婢汤的合方。桂枝二越婢一汤，也可以看作是小剂量的大青龙汤去杏仁加芍药。黄连汤可以看作是半夏泻心汤去黄芩加桂枝。这样就可以看出：大青龙汤和桂枝二越婢一汤，虽有轻重之分，却都是辛凉解表之剂，共同的主药是麻黄配石膏。半夏泻心汤和黄连汤，虽然主症不同，但关键都是苦辛并用，寒热合用，因而骨干药物是干姜配黄连。这样，分析其药物的组合，就可以掌握其特点，以便更灵活、更恰当地运用于临床。

研究伤寒方的加减法，也是解剖方剂的方法之一。譬如同是腹痛，理中汤是"加人参足前成四两半"，四逆散是加附子，小柴胡汤是去黄芩加芍药，"阳脉涩、阴脉弦"用小建中汤，太阳病下后时腹自痛，是桂枝汤加芍药或再加大黄。同是口渴，理中汤是"加白术足前成四两半"，白虎汤是加人参，小柴胡汤是去半夏加栝楼根，柴胡桂枝干姜汤是干姜、花粉并用，厥阴消渴是用乌梅丸。这些病同证异、症同药异的特点，有助于加深病理的认识，有助于启发思路，促进临床时心灵手活。

从方剂的加减法中，不但可以加深理解所以出现这些症状的内在因素，而且还可以把有关方剂系统起来，更便于记忆和掌握。譬如就小柴胡汤的加减法来看整个柴胡系诸方：小柴胡汤根据条文中七个或然症来加减，方中的人参、半夏、黄芩、生姜、大枣，都可以减掉不用，只有柴胡、甘草不减。而在大柴胡汤和柴胡加龙骨牡蛎汤中，连甘草也减掉了，只有柴胡不减。所以这些方剂连同四逆散、柴胡桂枝干姜汤在内，都是正宗的柴胡汤加减方。

方中不减柴胡，固然是柴胡汤的加减方，而有的方中没有柴胡，也仍然是柴胡汤的加减方，譬如黄芩汤就是。尤其是黄芩加半夏生姜汤，可以清楚地看出是小柴胡汤去柴胡、人参加芍药而成。去了柴胡，黄芩就成了主药，这已不仅仅是加减方，而是小柴胡汤的衍化方了。

黄芩汤从小柴胡汤中衍化出来，实际是减去了小柴胡汤解半表的那一半，而留下其清半里的那一半，所以主症就不是胸胁苦满和往来寒热，而是口苦、咽干或下利兼呕了。

再以桂枝汤而论，其加减方和衍化方就有：桂枝加葛根汤、葛根汤、桂枝加厚朴杏子汤、桂枝去芍药汤、桂枝去芍药加附子汤、桂枝加附子汤、桂枝加芍药汤、桂枝加大黄汤、桂枝加桂汤、桂枝去桂加茯苓白术汤、桂枝去芍药加蜀漆牡蛎龙骨救逆汤，以及桂枝新加汤、小建中汤等。这一加一减，有时是为了加强其解表的作用，有时是照顾其兼证，更有时使方剂的作用全盘变了。

更有意义的是，有的方，药味完全相同，只是用量稍有不同，作用就变了，方名也变了。例如桂枝汤和桂枝加桂汤、桂枝加芍药汤，三方的药物完全相同，而桂枝汤的作用是调和荣卫、解肌发汗，重用桂枝就平肾邪、降奔豚，重用芍药就破阴结、治腹痛。又如桂枝去芍药加附子汤和桂枝附子汤，药物也完全相同，前者治误下后脉促胸满兼阳虚恶寒者，而后者桂枝和附子的用量都稍重一些，就祛风湿治身烦痛。这说明药物的加减，甚至用量的加减，也有不少学问，大有学头。

下面再谈谈方后注。读者往往忽略方后注，其实有好多问题——如用药目的及病理特点等，都可以在方后注中得到启发。例如柴胡桂枝干姜汤，方后注云："初服微烦，复服汗出便愈。""初服微烦"，好像药不对证，但复服"汗出便愈"，说明初服之烦，是将要汗解的先兆，这就是"烦乃有汗而解"的道理。这在临床时能使思想有所准备，不至于见到病人服药后发烦而引起怀疑。另一方面，"汗出便解"，不但是"胸胁满、微结、小便不利、渴而不呕、但头汗出、往来寒热"等解了，连初服的微烦也解了。又因"初服微烦"，可知服药之前，可能连微烦也没有，这又说明柴胡桂枝干姜汤的一系列症状，只有"小便不利""渴"和"往来寒热"等水饮内结的特点是主症，而"心烦"一症，则是可有可无、可轻可重的。

又如通脉四逆汤，方后注云："其脉即出者愈。"这和服白通加猪胆汁汤的"脉暴出者死，微续者生"是不同的。一是"脉暴出者死"，一是"即出者愈"，两相对照，可知二证虽然都是阳气即将脱散或即将渐灭的病危重症，但是通脉四逆汤证的关键，在于寒邪内闭，迫使脉道不通。服通脉四逆汤后"脉即出"，说明是寒邪已开，脉道即时通畅，阳已返舍。而白通加猪胆汁汤证，已无阳可格，生机即将渐灭，服汤后只有脉搏微微续出，才是生机未漓。如果脉暴出，便是反常现象，这叫作"回光返照"，是必死之征。这就说明：白通汤证比通脉四逆汤证更为严重，临床必须注意。

又如茵陈蒿汤，方后注云："一宿腹减，黄从小便去也。"可知茵陈蒿汤证，常兼有腹满这一症状。

又如桂枝去桂加茯苓白术汤，方后注云："小便利则愈。"这可见本方的目的，是化水饮、利小便，而不是发汗。这就可以对于注家们"去桂""去芍"的争论，有一个初步的分析和看法。

第六节　要和《黄帝内经》《神农本草经》《金匮要略》结合起来

为什么学习《伤寒论》还要和《黄帝内经》(后简称《内经》)、《神农本草经》(后简称《本草经》)、《金匮要略》等古代作品结合起来呢？这是因为既然要研究《伤寒论》，就先要了解《伤寒论》的观点和论据，而《伤寒论》的写作，是和这些古籍有关的。

仲景在《伤寒论》的序言中，明明指出是"撰用《素问》、《九卷》《八十一难》《阴阳大论》《胎胪药录》"。《素问》和《九卷》，就是现在的《内经》。《胎胪药录》虽然不一定就是《本草经》，但是《本草经》成书在《伤寒论》之前，比起其他中药典籍为早，因此，《本草经》即使不是《胎胪药录》，但它的观点，至少也是接近于《胎胪药录》的。尤其是《金匮要略》，它和《伤寒论》不但同出于张仲景之手，而且最初还是一部书，因此，

《伤寒论》中的一些名词、术语、理论观点，在《金匮要略》中，更容易互相印证。

举例说："胃家实""承气汤"，这两个词都来源于《内经》。《灵枢·平人绝谷》云："胃满则肠虚，肠满则胃虚，更虚更满，故气得上下，五脏安定。"可见"胃家"是既指胃，又指肠。"实"是只能满，不能虚。只满不虚是由于"气"不能下，承之使下，方名就叫承气汤。如果不了解这一点，就会把"胃家"局限为足阳明。有人认为伤寒传足不传手，承气即承亢，就是由于没有和《内经》相结合，或者结合得不恰当（如"承亢"）而造成的。

又如"少气"这个词，来源于《灵枢·五味》的"故谷不入，半日则气衰，一日则气少矣"。又如论中的血室，有人认为是冲脉，有人认为是肝经，也有人认为是子宫，互相争论，相持不下。却不知《金匮要略·妇人杂病篇》描述"生产后"的"水与血俱结在血室"，已明确指出是"少腹满，如敦（音'对'，古代盛食物的圆形器具）状"。"少腹""如敦状"不清清楚楚地说明血室是子宫吗？

为了综合说明读《伤寒论》需要和《内经》《本草经》《金匮要略》相结合，并说明弄清名词术语的涵义、读于无字处、注意方后注等的重要性，再举第 174 条为例，说明如下。

174 条："伤寒八九日，风湿相搏，身体痛烦，不能自转侧，不呕，不渴，脉浮虚而涩者，桂枝附子汤主之。若其人大便硬，小便自利者，去桂加白术汤主之。"

历来注家对于本条的分歧是：为什么大便硬，小便自利，还要去桂枝加白术呢？成无己认为："桂枝发汗走津液，此小便利，大便硬，为津液不足，去桂加术。"就是说，大便硬是津液不足致成的，为了保持津液，才去掉桂枝而代以白术。因为桂枝能发汗，发汗就要伤津。这样的解释，从表面看来，似乎是有道理的，但是仔细推敲，还是不能令人信服。发汗有时能伤津，这是人所共知的，但是本条服药后并不发汗，如何能伤津？何况白术是燥性药，不用桂枝，反加白术，这能是为了怕伤津液吗？

尤在泾云："若大便硬、小便自利，知其人在表之阳虽弱，而在里之气自治，则皮中之湿，所当驱之于里，使从水道而出，不必更出之表以危久弱之阳矣。故于前方去桂枝之辛散，加白术之苦燥，合附子之大力健行者，于以并走皮中而逐水气，此避虚就实之法也。"他指出加白术是为了合附子以"并走皮中而逐水气"，这与方后注符合，无疑是对的。但又说"不必更出之表，以危久弱之阳"，这显然是指去桂枝说的。桂枝通阳化气，眼后又不发汗，如何能危及久弱之阳？又说"皮中之湿，所当驱之于里，使从水道出"，"驱之于里"，也和前说"合附子并走于皮中而逐水气"相矛盾。再是论中已指出"其人小便自利"，这还需要驱之于里使从水道出吗？

注家们对于本条的解释，为什么矛盾重重，不能令人满意？就是因为：①没有注意到《伤寒论》中的名词术语和现代不同。不知道去桂枝加白术汤证的"大便硬"是大便不溏薄，是大便正常，"小便自利"是小便不涩不少，是小便正常。反认为大便是像燥屎那样坚硬，小便是病态的尿量太多。所以成无己就把大便硬认作是津液不足，《医宗金鉴》也怀疑"大便硬、小便自利而不议下者"，是"风燥湿去之硬"。②不会读于无字处。不知道从"若其人大便硬、小便自利者，去桂加白术汤主之"的"若"字去考虑："桂枝附子汤主之"之上，是略去了"小便不利，大便不硬"几个字。也就是说，不知道桂枝附子汤证还应当有小便短少、大便溏薄这些症状。③没有和《金匮要略》结合起来。《金匮要略·痉湿暍篇》说："湿痹之候，小便不利，大便反快。"本条风湿相搏，身体痛烦和湿痹一样，大都有内湿的因素，也往往是小便短少、大便溏薄。④没有结合《本草经》来认识白术的作用。《本草经》称："术，主风寒湿痹死肌。"这明明指出术能走表，是风寒湿痹稽留肤表的必用之药，而不是像成无己所说"为津液不足，去桂加术"，也不是像尤在泾所说，是为了把皮中之湿，"所当驱之于里"。⑤没有注意方后注。其实，加白术是为了走表祛湿，方后注已经注得很明白。方后注云："初一服，其人身如痹，半日许复服之，三服都尽，其人如冒状，勿怪，此以附子、术，并走皮内，逐水气未得除，故使之耳。"明明说"其人身如痹"，明明说"附子、术并走皮内逐水气"，而注家却偏要说加术是把"皮中之湿驱之于里"，偏要说"为津液不足"，就是没有注意方后注的缘故。

还有，方后注明明还说："此本一方二法，以大便硬、小便自利去桂也；以大便不硬、小便不利，当加桂。"原来原文中所略去的"大便不硬、小便不利"，已经补在方后注中。而注家们却偏偏忽略了这一点，以致费了不少笔墨，吵了不少年代。

更重要的是，"以大便硬、小便自利去桂也；以大便不硬、小便不利当加桂"，这清楚地指出：去桂加术和去术加桂的根据，是小便利与不利，大便硬与不硬。而大便硬与不硬的关键，又在于小便利与不利。据此可知，加桂枝是为了通阳化气，温通水道，这和苓桂术甘汤、五苓散等方用桂枝一样，是阳虚湿不化的主要药物。尤其配有附子，在表里俱湿、内外阳虚的情况下，二药并用，能彻上彻下，彻内彻外，阳通湿化，表里俱解。反之，若无内湿，就不需要通阳，去桂枝的辛温，改用白术走表去湿，也就够了。有的注家解为加桂是走表祛风，加术是因为风去湿存，忘却了桂枝能通阳，白术能走表，所以无论怎样解释，听起来也是糊涂的。

总而言之，凡读《伤寒论》，不管是对于名问、术语的涵义不理解，或是不会从无字处找问题，或是不知与《内经》《本草经》《金匮要略》相结合，或是疏忽了方后注，都能造成对《伤寒论》产生不正确的理解。但是造成这些错误的一个更为重要的原因，就是没有与临床相结合。试问，临床如果遇到大便真正结硬，其小便量又非常多的情况下，能不能加白术？如果不能，那么注《伤寒论》注的再动听，也是纸上谈兵，是毫无意义的。

第七节　要与临床相结合

现代去阅读钻研千多年以前的古医书，这必然会遇到不少困难。但是只要与临床相结合，从实践中找正确的答案。总是可能的。若撇开临床，单从文字上抠字眼，断章取义，牵强附会，或画蛇添足，强使古书符合自己的意见，就必然走入迷途。历代《伤寒论》注家，有时争论不休，分歧百出，往往就是这些原因造成的。现举几例条文说明如下。

例1　《少阴篇》309条："少阴病，吐利，手足逆冷，烦躁欲死者，吴茱萸汤主之。"

又，296条："少阴病，吐利、躁烦、四逆者死。"

两条都有吐利，都有四逆，都有烦躁，却一是可治的吴茱萸汤证，一是严重的濒死之证。为什么呢？周禹载认为：关键在于"四逆"重于"厥冷"。吴茱萸汤证是"厥冷"，厥冷只是手足发凉，凉不过肘膝。而296条是"四逆"，是已凉过肘膝，所以前者可治，而后者则是死证。程郊倩认为：应从躁、逆的先后上找问题。他认为：从文字上看，309条厥冷写在烦躁之前，是由吐利、四逆转为烦躁，这是由阴转阳，所以可治，用吴茱萸汤。而296条的四逆，写在吐利躁烦之后，是由躁烦转入四逆，是脾阳已绝，所以是死证。就连名家柯韵伯、张路玉，也都未离开上述认识。

以上这些解释，就是撇开临床，死抠字眼。这两条，如果结合临床来看，病理不同，其临床表现也并不相同。吴茱萸汤证，是寒浊阻塞在胸膈，阴阳被阻，不能相交，所以烦躁难忍、呼叫欲死是主症，用吴茱萸汤温胃降浊，寒涎一开，烦躁即解，阴阳相交，厥冷、吐利等症都可好转。而296条"阳光欲熄，四肢逆冷"是关键，并且重病面容，濒死状态。其烦躁也是阴阳离绝，决不呼叫，也无力呼叫，与前之"欲死"者大不相同。这样的"可治"与垂死的差别，稍有临床经验的人，都可一见了然，又何必从烦躁的先后和厥冷的轻重来做这些似是而非的文章呢？

例2　67条："伤寒若吐若下后，心下逆满，气上冲胸，起则头眩，脉沉紧，发汗则动经，身为振振摇者，茯苓桂枝白术甘草汤主之。"

82条："太阳病发汗，汗出不解，其人仍发热、心下悸、头眩、身眴动、振振欲擗地者，真武汤主之。"

钱天来注后一条云："方氏引《毛诗》注云，擗，拊心也；喻氏谓无可置身，欲擗地而避处其内，并非也。愚谓振振欲擗地者，即所谓'发汗则动经，身为振振摇'之意。"钱氏这段解释，驳斥了方、喻二家对于"振振欲擗地"的解释，这是对的。但却把前条的"身为振振摇"和下条的"振振欲擗地"等同起来，则是错误的。论中明明说"发汗则动经"，才导致了"身为振振摇"，可知其所以身为振振摇，是由于本不应发汗，却强发其汗，耗伤了周身经络的气血津液，使筋脉失于濡养，不能自主而造成的。而82条的振振欲擗地，则是由于头眩，使身体失去平衡，欲寻找外物支持，所以才两手伸出，形成振振欲擗地的样子。二者在病理上和外观表现上都基本不同。伤动经气的"身为振振摇"，并不关系头晕，不管头晕与否，静养几天，经气恢复，至少"振振摇"是会好的。而82条的"欲擗地"，主要是头眩所致，治不好头眩，"欲擗地"就不会自愈。而头眩是阳虚水泛所致，所以只有用真武汤扶阳镇水，一切症状，才都会消失。像这样的筋脉无主和平衡失调，也是稍有临床经验的人，就可以作出正确诊断和适当治疗的，而旧注却偏偏离开临床实践，咬文嚼字，甚至搬出《毛诗》，这是何等荒唐啊！

例3　318条："少阴病，四逆，其人或咳，或悸，或小便不利，或腹中痛，或泄利下重者，四逆散主之。"

本条如果撇开临床，只根据现代行文的常例来领会，就会认为："四逆"上无"或"字，是主症。其余如咳、悸、小便不利、腹中痛、泄利下重等症之上，都有"或"字，都是可有可无的或然症。这样的认识就是错误的。因为如果这些或然症都是可有可无的，那么当四逆出现在这几个症状全然不在的情况下，还根据什么来用四逆散呢？四逆散的作用，是疏肝导滞、发越郁阳。当肝气不舒，木郁乘土，阳郁气滞时，是会出现腹中痛或泄利下重的。由于腹痛和泄利下重虽然必见，但不一定全见，有时只出现其中之一，所以这两个主症上也都加有"或"字。至于小便不利，是阳不宣而水不化，虽然不一定必见，但却是常见。只有咳、悸、四逆，才是真正的或然症。因为咳和悸是水不化之后上凌心肺才出现的，不上凌心肺，就不出现咳和悸。四逆也只有在阳郁太重时才出现，一般情况下并不出现四逆。那么为什么"四逆"之上不加"或"字呢？这是因为本篇讲的是少阴病，少阴病常见的症状就是四逆，本条既然要编入少阴篇和少阴病相对照，当然就要突出"四逆"了。

柯韵伯认为，"泄利下重"四字应该列在"四逆"句之后，不应当列入或然症中，这对于四逆散的作用，确有临床体会。但是证之临床，四逆也不是必然之症，只有把腹中绵绵坠痛和泄利下重，并列为主症，才更合逻辑。

例4　38条："太阳中风，脉浮紧，发热恶寒，身疼痛，不汗出而烦躁者，大青龙汤主之。"

39条："伤寒脉浮缓，身不痛，但重，乍有轻时，无少阴证者，大青龙汤发之。"

以上两条，都是用大青龙汤主治，因为38条有"不汗出而烦躁"一症，所以大多数注家认为第39条也应当有"烦躁"一症，这就是画蛇添足。大青龙汤是辛凉重剂，能清透肌表之邪，但是肌表有邪，却不一定都兼烦躁。《金匮要略·痰饮咳嗽篇》云："病溢饮者，当发其汗，大青龙汤主之，小青龙汤亦主之。"证之临床，溢饮一般是不出现烦躁的。再看大青龙汤的药物组成，接近于越婢汤，而越婢汤就不是为烦躁而设。尤在泾注下一条是这样说的："伤寒脉浮缓者，脉紧去而成缓，为寒欲变热之征，经曰'脉缓者多热'，是也。伤寒邪在表则身痛，邪入里则身重，寒已变热而脉缓，经脉不为拘急，故身不痛而但重。而其脉犹浮，则邪气在或进或退之时，故身体有乍重乍轻之候也。"这一解释，除了说身重是"邪入里"，脉缓是"寒已变热"，还不够理想（可能是词不达意）之外，其可取之点是排除了烦躁这一症状，并且指出了缓脉是从紧脉变来，身重是从身痛变来，这些都和别的注家不同，而且也是很有道理的。现将"身重""脉缓"

的解释，稍作更正，并把这段文字更通俗、更详细地语译如下。

太阳伤寒，一般是脉浮紧、身疼痛。但如果不及时治疗，旷持多日，表邪不退，就可能脉由浮紧逐渐变为浮缓，身痛也逐渐变为身重。其所以紧去变缓，是荣卫更加滞涩所致，所以是迂缓有力，和太阳表虚证的浮缓不同。脉不紧了，身也就不痛而变成身重了。但是荣卫滞涩的身重和阳明病热在肌肉的身体沉重不同，也和少阴病阳虚倦懒的身重不同，它是不轻健、不灵活，周身有拘束感。这种表证表脉的变化，虽然也给诊断带来困难，但是这一身重的特点是"乍有轻时"。根据这一特点，同时其脉犹浮，仍能说明是属于太阳表证。为什么能乍有轻时呢？因为人身的阳气，每日二十四小时之内，是随着天阳的强弱而变化的。"日中而阳气隆"，人体得天阳之助，外抗力强，正胜邪衰，就能乍有轻时。其余时间，正气处于守势，就身重如故。这和论中所说"太阳病欲解时，从巳至未上"是一个道理。这也就是尤氏所说"邪气在或进或退之时"的实际意义。

从尤在泾这一解释来看，不但没有把"烦躁"一症强加在本条之上，而且从他说的"脉紧去变缓""身痛变重"中，可以体会出荣卫已极滞涩，表邪已有顽固难拔之势，这就不是麻黄汤所能解决的问题，因此必须改用大青龙汤。论中说"大青龙汤发之"，"发之"一词，不用在上条，而用在本条，就是表示表邪已很顽固的意思。

再从方药上加以说明：38条的特点是烦躁，要清热除烦，必须加入石膏。为了防止发越不透，恐石膏有寒中致泻之弊，所以又倍加麻黄。而39条的特点是身重，必须大力发泄，所以倍用麻黄，又嫌麻黄过于辛热，也必须加入石膏。这样，就可以把大青龙汤从"不汗出而烦躁"里解放出来，在临床上用得更活。

前已说过，张仲景划分"伤寒"和"中风"这两个名词的依据，大都是对比之下以阴邪和阳邪来划分的。同是无汗的太阳病，38条有"烦躁"，为阳邪，叫"太阳中风"，39条无"烦躁"，对比之下为阴邪，叫"伤寒"，这和其他各经的中风、伤寒，也包括《金匮要略·五脏风寒积聚篇》的风、寒在内，其涵义是明显一致的。如果把39条也硬加上烦躁一症，就不但在临床上把大青龙汤塞进狭小的圈子，而且在术语上也搅乱了风和寒的涵义。有的注家，指这两条为：一是风中兼寒，一是寒中兼风，就是由于弄不清"风"和"寒"的涵义而作出的牵强解释。

例5　16条："桂枝本为解肌，若其人脉浮紧、发热、汗不出者，不可与之也。常须识此，勿令误也。"

"脉浮紧、发热、汗不出"，明明是麻黄汤证，如果误用了桂枝汤，由于桂枝汤开毛窍的力量太弱，对于脉浮紧的表实重证，往往发不出汗来，却鼓舞血行，容易导致斑黄吐衄等变证，所以谆谆告诫："不可与之也。"但是本条的"脉浮紧""发热"和"汗不出"，是紧密相连的，不能断章取义割裂开来。后世注家，往往摘取"汗不出"这一个症状来作为论中一切用桂枝汤的禁忌证，甚至连"太阴病，脉浮者，可发汗，宜桂枝汤"一证，也认为应当是"汗自出"，这是非常错误的。

论中42条云："太阳病，外证未解，脉浮弱者，当以汗解，宜桂枝汤。"这条对于用桂枝汤的标准，只提出"脉浮弱"，而没有提出必须"汗自出"，这就证明：汗不出而禁用桂枝汤，是在"脉浮紧"的情况下才适用，是有条件的。

临床证明：表证未解而脉浮弱者，不一定都汗自出。例如年老体弱、荣卫不足的外感病人；太阳表实证，过经未解，表邪渐衰者；已经汗、下，但表邪仍未尽者，都能脉转浮弱。但除非过汗、过下促成亡阳者外，很少有自汗的。在这种情况下，如果不用桂枝汤，难道还能用麻黄汤吗？

在脉不浮紧的情况下，不但"无汗"不是禁用桂枝汤的条件，就连"脉浮""发热"也不是必要的症状。如第91条云："伤寒医下之，续得下利，清谷不止，身疼痛者，急当救里；后身疼痛，清便自调者，急当救表。救里宜四逆汤；救表宜桂枝汤。"又《霍乱篇》云："吐利止而身痛不休者……宜桂枝汤小和之。"大下之后清谷不止，和霍乱剧吐剧利之后，不但"自汗"一症不可能有，就连"脉浮"也没有了，"发热"也没有了，只剩了说明是表不和的"身疼痛"一症，就仍用桂枝汤。读《伤寒论》就应这样来认识：原则不是教条。如果把构成原则的前提，断章取义地割裂开来，变成了教条，就无异于画地为牢、作茧自缚了。

例6 141条："病在阳，应以汗解之，反以冷水噀之，若灌之，其热被劫不得去，弥更益烦。肉上粟起，意欲饮水，反不渴者，服文蛤散。若不差者，与五苓散。寒实结胸，无热证者，与三物小陷胸汤，白散亦可服。"

柯韵伯云："本论以文蛤一味为散，以沸汤和方寸匕，服满五合，此等轻剂，恐难散湿热之重邪。《金匮要略》云，渴欲饮水不止者，文蛤汤主之。审证用方，则此汤而彼散……"柯氏这段话的意思是：本条病重方轻，一味文蛤，不能治"益烦"，不能解"皮粟"，因此主张把《金匮要略》中有麻黄、石膏的文蛤汤与本方互相对调。

按："渴欲饮水不止者"一条，见于《金匮要略·消渴篇》，下文是"文蛤散主之"，不是"文蛤汤主之"。文蛤汤一条见于《金匮要略·呕吐哕下利篇》，原文是"吐后渴欲得水而贪饮者，文蛤汤主之"。柯氏所引，误散为汤，显系粗疏。我们且撇开柯氏文字上的错误不谈，仅就《金匮要略》中汤、散两条原文加以对比，看看文蛤散和文蛤汤二方主治的主要不同点究竟在哪里，然后才能确定《金匮要略》中的文蛤汤应否与本条的文蛤散互相对调。

在《金匮要略》中，文蛤汤、散二方，虽然都主治渴欲饮水，但是二者的提法是不同的。文蛤散是主治"渴欲饮水不止者"，而文蛤汤是主治"渴欲得水而贪饮者"。"不止"和"贪饮"不同。"不止"是无时或止，是时间上的持续，并不表示渴的程度严重。而"贪饮"才是渴饮无度，饮不解渴。为什么这样说呢？这可以从药物中推断出来。文蛤散只文蛤一味，主要作用是化痰湿，其清热的作用是极其有限的。因此，其所治的"饮水不止"，主要是痰湿留滞阻碍津液的输布造成的。不是热盛，就不用麻黄、石膏。一味文蛤，少予频服，是治上以缓，逐渐达到湿化津生的目的。而文蛤汤证的"贪饮"，是已经化热，其热远较文蛤散证为重，所以其方也是越婢汤加文蛤而成，是取麻黄挟石膏以清透里热。

明白了汤、散二方的作用不同，主治各异，再看看141条究竟是湿重热轻呢？还是湿热并重？那么宜汤、宜散，就可以不辨自明了。

原文提到病因是"热被劫不得去"，主症是"弥更益烦"。但这个烦的特点却是"意欲饮水、反不渴"。这就说明不是热重，而是湿重。湿邪阻遏，不但能使津液不潮而"意欲饮水"，还能使胸阳不宣而"弥更益烦"。尤其在噀灌水劫、肉上粟起、三焦气化不能外通肌腠之后，烦就更会加重。因此用文蛤散化湿为主，希望湿去阳通，就可烦解渴止，皮粟亦解。但也考虑到"此等轻剂，恐难散湿热之重邪"，所以又预先提出一个补救办法，就是"若不差者，与五苓散"。为什么用五苓散呢？因为五苓散内通三焦，外达皮腠，通阳化气，行水散湿。所以服文蛤散之后，湿不化而烦不差者，或湿去烦解而皮粟不消者，都可用之。

解皮粟用五苓散的温化。而不是用文蛤汤的清透，这又一次说明本证是湿重热轻。也正因为是湿重热轻，所以噀灌之后，还作了另一种设想：就是在湿更重、热更轻，或者有湿无热的情况下，那么湿结之后，不但不是"益烦"，竟连饮水也不"意欲"的时候，就成了"无热证"的"寒实结胸"，那时不但不能用石膏，就连文蛤也不用，而是改用辛热逐水的巴豆霜了。

总而言之，从"意欲饮水反不渴"，到"若不差者予五苓散"，再到"寒实结胸无热证"，全文的来龙去脉，都说明是湿重热轻，决不宜用文蛤汤那样的辛寒重剂。柯氏硬要把文蛤汤搬来，实属牵强附会。

例7 279条："本太阳病，医反下之，因而腹满时痛者，属太阴也，桂枝加芍药汤主之；大实痛者，桂枝加大黄汤主之。"

注家对于本条的解释，虽然在某些提法上也有不同之处，但总的来说，大都认为"腹满时痛"是邪陷太阴；"大实痛"是胃肠中有腐秽、宿食，或称"结滞"。二方中的桂枝汤是解表，或者说是"升下陷之阳"；加芍药是和太阴；加大黄是下腐秽或宿食。总之，二方都是表里两解。只有张隐庵提出桂枝加芍药汤是取建中之义，未提表里两解；许宏认为大实痛是脾实，未言胃实，但仍未说明脾实和胃实究竟有何不同。

这里需要讨论的是：①大实痛究竟是脾实，还是胃实？脾实和胃实有什么不同？②桂枝加芍药汤和桂枝加大黄汤二方是否表里两解？

第一个问题：胃为阳明之腑，脾为太阴之脏。胃，如前所说，系指整个消化管道而言。脾，如《素问·太阴阳明论篇》所说，"脾与胃以膜相连耳"，系指连于胃肠而能"为之行其津液"的膜。因此，胃家实是胃肠中有宿食、粪便留滞，脾家实是胃肠外之膜的脉络气血壅滞，二者显然有别。本条的腹满、腹痛，究竟是肠内的事，还是肠外的事？要解决这个问题，首先要看腹满腹痛是在什么情况下促成的。论中明明说："本太阳病，医反下之，因而腹满时痛。""因而"是什么意思呢？是因"医反下之"。可知未下之前，并没有腹满腹痛。那么之所以腹满腹痛，显然是由于下后外邪内陷所促成的。

外邪内陷，只能使气血壅滞，决不会陷入肠胃而变成腐秽和硬便。所以本条的腹满腹痛，病灶在肠胃之外，不在肠胃之内，是脾实而不是胃实，是毫无疑问的。正如原文指出的那样："属太阴也。"

邪陷胃肠之外的脉络之间，使气血壅滞所致成的腹满腹痛，也有轻重之分。轻的"寒气客于肠胃之间，膜原之下，血不得散，小络引急，故痛。按之则血气散，故按之痛止"。重的"寒气客于经脉（不是小络）之中，与炅气相薄则脉满，满则痛而不可按也。寒气稽留，炅气从上，则脉充大而气血乱（即充血肿胀），故痛甚不可按也"（见《素问·举痛论篇》）。痛不可按，就是大实痛。可见大实痛不一定是肠胃中有腐秽宿食，邪气客于肠外的经脉，与炅气相薄，同样可以出现。

太阴大实痛，是脾实，不是胃实，是气血壅滞，不是腐秽、粪便，已经很清楚了。但是还有人引用278条"至七八日，虽暴烦下利日十余行必自止，以脾家实，腐秽当去故也"来辩驳说：以肠中的腐秽去，称为脾家实，那么本条的太阴大实痛，当然也是指肠中的腐秽了。这一提法，确实迷惑了许多读者，因此，必须指出其错误的所在。

首先，278条的脾家实，其表现为暴烦下利，而本条的大实痛，却表现为痛不可按。其次，278条是腐秽去必自愈，而本条却没有腐秽可去，也不会自愈。因此可知，278条的脾家实，是"正气实"，指的是肠胃道阳气恢复后驱湿下出的功能。而本条的大实痛，是"邪气实"，指的是气血凝滞，脾络不通。两"实"字的涵义不同，因此把278条的脾家实等同于本条的大实痛，就导致了上述错误。

另一个问题是：桂枝加芍药汤和桂枝加大黄汤是否表里两解？

这首先要分析邪陷太阴出现腹满时痛或大实痛之后，是否一定有表证存在？还能有什么样的表证存在？

按：太阳病下之后，能有以下几种情况：一是邪尚未陷，表证仍在，这时仍应解表。例如"太阳病，外证未解，医反下之，脉浮者不愈……须当解外则愈，宜桂枝汤"就是。又如"太阳病下之后，其气上冲者，与桂枝汤方用前法"。"太阳病下之，微喘者，表未解也，桂枝加厚朴杏子汤主之"。"太阳病下之，脉促胸满者，桂枝去芍药汤主之"。这些都是邪气未陷，表证仍在，所以仍用桂枝汤解表。虽然根据情况，有时也将桂枝汤略为加减，但其所加减的药物，也总以无碍于解表为原则。二是外邪已陷，但表证未清。这时，表兼里实的，应当先汗后下，表兼里虚的，应当先温后汗，一般是分两步走。如下后"心下痞、恶寒者，表未解也，"先与桂枝汤解表，后与大黄黄连泻心汤治痞。下后"下利清谷，身体疼痛者"，先与四逆汤温里，再与桂枝汤解表，都是这样。为什么要分两步走呢？因为如果里寒不先温里，里实又将桂枝汤与泻下药合用，便减弱了桂枝汤通阳的作用，达不到解表的目的。只有在表邪极轻，仅仅身热未去，或者脉象未静（如脉促），连身痛、恶寒也没有了的情况下，才一方两解，不分两步。如桂枝人参汤中用桂枝，葛根芩连汤中用葛根就是这样。三是已算不上是表证，只能叫作表未和的，就专于治里。如"脉浮数者，法当汗出而愈，若下之身重心悸者，不可发汗，当自汗出乃解……须表里实，津液自和，便自汗出愈"就是。身只是重，而不是痛，这是下后荣阴不足。阳尚未通，已不算表证了，所以不必发汗，可以等待其津液自和。也可以补养荣阴，佐以通阳（如小建中汤），促其津液早日自和，以达到自汗出而愈。四是连表未和也没有了，外邪全陷于里，这已成坏病，"桂枝不中与之也，知犯何逆，随证治之"。

本条下后，应该是上面所说的哪一种情况呢？外邪已陷入太阴，不可能表证表脉典型俱在。桂枝加芍药汤、桂枝加大黄汤又不是分两步走。其所加的药物，芍药酸敛，大黄苦寒，又不利于桂枝汤解表，所以也不是表邪未清。因此，据方测证，应当是已无表邪。但桂枝还有一点通阳的作用，所以充其量也只不过是表未和罢了。

为了进一步说明本证不是表未解，而是表邪已解，或者充其量也只是表未和，下面再从桂枝汤谈起。

在习惯上，人们一提到桂枝汤，往往就会想到解表。其实，桂枝汤的基本作用是调和荣卫。临床可以利用它"调和荣卫"这一功能来解表，但不是凡用桂枝汤都是为了解表。例如《金匮要略·妇人妊娠篇》云："妇人得平脉，阴脉小弱，其人渴，不能食，无寒热，名妊娠，桂枝汤主之。"既是平脉，又无寒热，却用桂枝汤，这足以说明桂枝汤不是专用于发汗解表的方剂。桂枝汤本身都不应看作是解表的专用方剂，那么从桂枝汤衍化而来的方剂，就更不应看作是解表的了。譬如桂枝新加汤、小建中汤。人们都已承认其不是解表剂，而从桂枝汤衍化出来的桂枝加芍药汤和桂枝加大黄汤，更接近于新加汤和小建中汤，却硬要说是具有解表的作用，岂不是凭空臆想，脱离临床吗？

再从加芍药谈起。

用桂枝汤解表，是可以灵活加减的。但是加减时必须遵循的一条重要原则，就是必须有利于解表。试看加芍药是否有利于解表吧！ 21 条云："太阳病，下之后，脉促胸满者，桂枝去芍药汤主之。"下后脉促胸满，是邪将陷而暂尚未陷。此时要解表，就连原方中的芍药也不用了。因为只有去了芍药之酸敛，才能有利于桂枝之温通，才能达到祛邪的目的。而本条不是邪将陷，而是邪已陷，不但不去芍药，而且倍用芍药，这还能说本方中的桂枝汤是为了解表吗？

张隐庵认为，桂枝加芍药汤即建中之义。"建中之义"是什么意思呢？就是说，二方的作用虽然有建中、和中的不同，但治疗的重点，都是中焦之太阴，而不是肤表之太阳。这一提法，排除了"桂枝加芍药汤是表里两解"的说法，倒很有意思。但是"建中之义"，究竟不等于就是建中。因为小建中汤的主药是饴糖，是以建补中焦取汁化荣为目的，在里虚不宜发汗而又有极轻极微的表不和时，服小建中汤荣卫充足之后，能促进人体的自然疗能，有时可能促使自汗而解，这在医学术语上叫作寓汗于补。而桂枝加芍药汤的主药是芍药，是以破阴结、通脾络、止痛为目的，连饴糖也没有，就只能和中，不能建中，连自汗的希望也没有了。

最后从加大黄谈起。

桂枝加芍药汤已经不能解表，那么桂枝加大黄汤就更不能解表，这已不辨自明了。但是加大黄是否为了荡涤肠胃中的腐秽呢？诚如一见用桂枝汤就想到是解表一样，人们在习惯上，也往往一见加大黄，就想到是下大便。其实，用大黄固然能下大便，但是用大黄并不都是为了下大便。《本草经》称大黄的作用是"下瘀血、血闭寒热、破癥瘕积聚、留饮宿食、荡涤肠胃、推陈致新、通利水谷、调中化食、安和五脏"。可见大黄是血分药，善破血滞，兼走肠胃。试看张仲景是怎样用大黄的吧！治水与血俱结在血室的大黄甘遂汤用之；治热结膀胱的桃核承气汤用之；治热在下焦少腹硬满的抵当汤、丸用之；治吐血衄血的泻心汤用之；治肠痈的大黄牡丹汤用之。以上种种，都是为了祛瘀血、通脉络，而不是为了通大便。又如我们临床，治两眦赤脉及血贯瞳仁用之，治丹毒赤肿、水火烫伤亦常用之，都是为了祛瘀通络，也不是为了泻大便。为什么在气血凝滞，出现大实痛的情况下用一点大黄，却硬要指为通大便呢？

涤荡肠胃中留饮宿食，的确也是大黄的专长。但是如果留饮宿食在肠胃，并出现了腹满腹痛，用大黄就得兼用气分药，如枳实、厚朴、木香、槟榔等。如果不用气分药，而仅靠大黄，那么气分不开，结滞不去，就会腹满不除，腹痛不止。而桂枝加大黄汤，不但没有气分药，而且大黄与辛甘、酸甘合用，大黄又只用二两，温分三服，每服合现代二钱，这样的剂量，能是为了通大便吗？

其实，用大黄不是为了通大便，本来用不着我们去争辩，《伤寒论》原文就已经提到了。试看本条之下接着就说："太阴为病脉弱，其人续自便利，设当行大黄芍药者宜减之，以其人胃气弱，易动故也。""其人续自便利"就是说，在"医反下之"之后，其人不是腹泻了一两次即止，而是大便继续溏薄快利，这时如果腹满时痛或大实痛而要用桂枝加芍药汤或桂枝加大黄汤，就要把芍药和大黄的用量再次酌予减少。这是因为"其人胃气弱易动"，怕因此而引起腹泻。加大黄竟怕出现腹泻，这能是为了泻肠中的腐秽宿食吗？

那么，加大黄究竟是为什么呢？很清楚加芍药是为了破阴结、通脾络。破阴结，就是破太阴之结滞；通脾络，就是通"小络引急"。大黄是在加芍药的基础上又加的，所以除了破阴结、通脾络之外，还要泻经脉的"炅气"。

本条在理论上，在临床上，在条文的文字上，是如此清楚，而注家们却竟然解释错误，就是因为把桂枝汤的作用和大黄的作用，撇开临床而做了硬性教条规定的缘故。

第八节　对传统的错误看法要敢破敢立

在封建社会里的知识分子，很多人对于祖国的文化遗产，包括医学在内，不是以进步的科学真理为根据，而是遵循着"注不破经、疏不破注"这样的守旧思想。他们不但对于所谓"经文"不敢持否定态度，甚至连注经的所谓"名家"，也只能服从，不可对抗。譬如有人对某些问题提出新的见解和看法时，就有人会问："你见过哪一注家是这样说的？"他们不是从道理上来说服，而是以权威的言论相压服。

我们承认，历代注家们对于《伤寒论》的注解，或从理论上予以发挥，或从临床实践中予以论证，贡献是不少的。然而也要看到，注家们的解释也并不都是尽善尽美。精辟独到之处是有的；牵强附会、闭门造车的也不算少。我们如果不加分析，就会跟着他们的某些错误论点钻进去；或者明知不对，但慑于"名家"的权威，不敢提出异议；或者因为这已是多数人的看法，不易扭转，便随波逐流，人云亦云。这种对学术不负责任的态度，是要不得的。我们的要求是：除了分析旧注要有科学的态度以外，批判旧注还要有敢破敢立的精神。有分析才会有批判，敢破才能敢立。

怎样分析旧注是否正确，从而提出新的见解呢？我认为：凡是越解释就越神秘、越难懂，这样的注解就一定有问题，就应当撇开旧注，改弦易辙，另找新的论据。譬如前面所说的"传经"就是这样。除此以外，《伤寒论》的旧注中还有一些问题，虽然已为大多数学者所公认，但又确实令人难解，现在提出来重新探讨一下。

一、风伤卫和寒伤荣的问题

太阳中风是风伤卫，太阳伤寒是寒伤荣，这是从成无己以来，大多数《伤寒论》注家的共同认识，几乎没有人反对。风为什么伤卫？寒为什么伤荣？又解释说：风属阳，卫亦属阳，寒属阴，荣亦属阴，阳邪伤卫，阴邪伤荣，这是以类相从。这是多么形而上学的认识啊！这样的解释，且不说学者听不懂，就是做这样解释的本人，也不会懂，不过是在自欺欺人罢了。正因为听不懂，所以到了清末，唐容川就起来辩驳说：错了！应当是寒伤卫，风伤荣。然而寒伤卫、风伤荣，听者又何尝能懂？还不是和风伤卫、寒伤荣一样。在自欺欺人吗？

凡是越解释越难懂的就必然有问题，就应当另找答案。

那么风、寒、荣、卫是怎样一种关系呢？《素问·皮部论篇》

云："是故百病之始生也，必先中于皮毛。"荣是行在脉中，卫是行在脉外的。因此，无论是风是寒，既然必先中于皮毛，也就必然先伤卫。卫气伤了便怎样呢？《灵枢·本脏》云："卫气者，所以温分肉、充皮肤、肥腠理、司开合者也。"尤其是"司开合"这一功能，对于体温的变化和汗液的排泄，起着极为重要的调节作用。如果卫气伤了，调节的作用失灵，不是开而不合，就是合而不开。开而不合就自汗脉浮缓，就卫强而荣弱；合而不开就无汗脉浮紧，就卫强而荣不弱。自汗为风性疏泄，无汗为寒性凝敛，这就是中风、伤寒命名的由来。旧注不去分析风寒对于卫气的不同影响，也不分析荣和卫的相互关系，却强把风、寒、荣、卫分了家，就造成了上述错误。

有人会反对说，"风则伤卫，寒则伤荣"是《伤寒论》的原文，不能随便篡改。岂知《伤寒论》的原文，并不都是张仲景的原文。因为《伤寒论》是经过王叔和重新加工整理而成的，他为了给学者打基础，编前增入《辨脉法》《平脉法》《伤寒例》《痉湿暍》等篇。"风则伤卫，寒则伤荣"就在《辨脉法》中。他又为了学者便于检寻，编后又增入"可"与"不可"等八篇。尤其是"可"与"不可"诸篇之首，有"夫以疾病至急，仓促寻按，要者难得，故重集'可'与'不可'方治，比之三阳三阴篇中，此易见也"的说明。明明指出是"重集"，不是仲景原编。王叔和整理《伤寒论》，其贡献是不可埋没的。但又辑入其他杂说，有时使《伤寒论》的本旨，欲明反晦，这一点早已有人批评过。更重要的是，学术研究，必须以真理为标准，只要有道理，任何人的意见，都应当采取。如果没有道理，不但是王叔和，即使是张仲景，同样也应当提出批评，决不应当人云亦云，盲目服从。

二、三阴三阳开阖枢的问题

读《伤寒论》的注解，往往会遇到"开""阖""枢"这样一些名词，它是根据《内经》"太阳为开，阳明为阖，少阳为枢"及"太阴为开，厥阴为阖，少阴为枢"而采入《伤寒论》的注解中的。《内经》中的三阴三阳，本来是代表人体的正常生理现象，它和《伤寒论》中用以代表疾病类型的三阴三阳，并不完全相同。因此，如果说开阖枢在《内经》中还能起到一点帮助理解的作用，那么搬到《伤寒论》中来，就可能连这一点作用也不一定有了。我们试举张隐庵对于《伤寒论》中三阴三阳开阖枢的一段说明为例，看看开阖枢对于《伤寒论》的读者，究竟起到了什么样的作用。他说："夫三阳在外，太阳主天气而常行于地中，阳明主阖而居中土，少阳主枢而内行于三焦，此三阳在内，而内有阴阳也。三阴在内，太阴为开而主皮肤之肉理，少阴主枢而外浮于肤表，厥阴为阴中之少阳而会通于肌腠，此三阴在外，而外有阴阳也。"

像这样的解释，且不说对于临床毫无价值，就是为理论而理论，也不容易讲通，譬如厥阴是怎样为阖的，就不好讲了，笼统地称为"阴中之少阳"，这对读者能起到多大的帮助作用，是值得怀疑的。

凡无助于临床实践，而又越解越难懂，越学越糊涂，这样的注解，必有问题。

开阖枢究竟是怎么一回事呢？要弄清楚这一问题，应当先从"开""阖""枢"这三个词的产生和演变说起。

原来三阴三阳的开、阖、枢，《太素·阴阳合篇》和《太素·经脉根结篇》都作"太阳为关……""太阴为关……"。肖延平的按语说，这两个"关"字，日本抄本都写作"阅"，这是关的繁体字"關"的古代简化字。那么太阳和太阴，究竟应当是"为开"呢？还是"为关"呢？据杨上善《太素》注的意思，门是门关、门阖、门枢三部分组成的。门关的作用，是"主禁者也"。既然是"主禁"之义，自然当作"关"字为是，若作"开"，就说不过去了。而且无论《灵枢》《甲乙经》《太素》，在这几句之前，均有"不知根结，五脏六腑，折关、败枢、开阖而走"这样一段文字。既然前文是"折关""开阖""败枢"，下文就应当是"为关""为阖""为枢"了。

为了证实开、阖、枢确实是关、阖、枢的演变，兹再举《素问·皮部论篇》以作证明。

《素问·皮部论篇》中有"阳明之阳，名曰害蜚""少阳之阳，名曰枢持""太阳之阳，名曰关枢""少阴之阴，名曰枢儒""心主之阴，名曰害肩""太阴之阴，名曰关蛰"等语。据日本人丹波元简《素问识》的考证（文繁不录），"害蜚"当作"阖扉"（即门扇、门板），"枢持"当作"枢杼"（即门脚、门轴，门的开阖，全仗此轴），"关枢"是"持门户"的横木（即门闩），"枢儒"当作"枢襦"（柱上承木之斗拱），"害肩"当作"阖桷"（扉上容枢之析），"关蛰"当作"关槷"（即门槛，在门当中两扇门相合处，用以防止门过于合向里去）。由此可见：太阳、太阴为关，关指关枢、关槷，阳明、厥阴为阖，阖指阖扉、阖桷，少阳、少阴为枢，枢指枢杼、枢儒。这本来是古代建筑学上的一些名词，古人用于三阴三阳，其目的是以比类、取象的方法，帮助学者领会其大体意义。诚如丹波氏所云："且害蜚、枢持、关枢之类，为三阴三阳之称者，不过借以见神机枢转之义，亦无深义焉。"而有的注家，却偏偏就此传抄之误，在开阖枢上大做文章，注《伤寒论》者尤其如此，结果把《伤寒论》越讲越玄妙，学者越听越糊涂。这有什么用呢？不过是在故弄玄虚，吓唬人罢了。

三、蓄水证是太阳之邪循经入腑，热与水结在膀胱的问题

太阳病蓄水证是指 71 条至 74 条的五苓散证说的。对于这几条的解释，从前就有不少注家称之为太阳腑证，认为是太阳之邪，循经入腑，以致热与水互结在膀胱所致。尤其是近几年来，从各地出版的《伤寒论》讲义之类的教材来看，对上述意见，几乎全都一致起来，未见有谁提出异议。

蓄水证是太阳病中几个重点病变之一，太阳之邪如何循经入腑，又如何使热与水互结在膀胱，我觉得很难理解，而且这对于理论和实践，又都是很重要的问题，所以提出来让大家讨论一番是值得的。

蓄水证，就是水的代谢异常，主要是水的排泄有问题。因此，研究一下水在正常情况下是怎样运行的？在太阳病中又是什么原因影响水的正常运行？对于解决上述问题，是会有帮助的。

《素问·经脉别论》云："饮入于胃，游溢精气，上输于脾，脾气散精，上归于肺，通调水道，下输膀胱，水精四布，五经并行。"这就是正常人体内水代谢过程的简要叙述。"脾气散精，上归于肺"是代的过程；"通调水道，下输膀胱"是谢的过程。这里讨论的是蓄水，其主要矛盾在"谢"的方面，所以重点讲讲"水道"和"膀胱"的作用，以及二者的相互关系。

《素问·灵兰秘典论篇》云："三焦者，决渎之官，水道出焉……膀胱者，州都之官，津液藏焉，气化则能出矣。"这说明

三焦是行水之道，膀胱是贮水之器。水的排泄是通过上、中、下三焦，最后进入膀胱贮存起来，到一定程度，再排出体外。这就可以推知：如果三焦不利，水道不畅，水就不仅会郁在下焦，而且还会郁滞在人体上、中、下各部组织内，使上焦不能如雾，中焦不能如沤，下焦也不能如渎。如果不是三焦不利，而仅仅是膀胱不能排泄，那就会形成尿潴留，出现小便难、小腹满等症状。尤其是小腹满这一症状，膀胱蓄水时必然存在，而在三焦水道不畅的情况下，其水下输膀胱的功能迟滞，是不能或很少可能形成小腹满的。

明白了上述道理，我们再看看太阳病的蓄水证是怎样一些症状吧。71条是"脉浮、小便不利、微热、消渴"，74条是"渴欲饮水，水入则吐"。这两条都是典型的蓄水证，但这些症状中并没有"小腹满"，而"消渴"这一症状，恰好就是水饮停蓄，致使正津不布，也就是上焦不能如雾的表现。由此可见，把蓄水的病理看作是三焦不利，比看作是蓄在膀胱，更有说服力。

再看蓄水证是怎样形成的吧。71条是"太阳病，发汗后，大汗出"，72条是"发汗已"，73条是"伤寒汗出而渴"，74条是"中风发热六七日"。太阳中风本来就"汗自出"，所以把这几条合起来，可以看出，蓄水证是出现在太阳病发汗之后，或者自汗出之后。为什么这样呢？《灵枢·本藏》云："三焦、膀胱者，腠理毫毛其应。"原来人体内的水液，由三焦外出皮肤膜理就是汗，由三焦下输膀胱就是尿，汗和尿虽然出路不同，名称各异，但在体内时不能分家，而且都与三焦、膀胱有关。因此，汗多者尿必少，汗少者尿必多。太阳病的发热、脉浮，水液本来就有升向体表准备作汗的趋势，表虚自汗者自不必说，即使是无汗表实证，也可因发汗而使水液乘势外泛，尤其是平素三焦气化不足的病人，一经大汗，或者中风汗出延至六七日，水液由于外应皮毛，其下输膀胱的功能就会逐渐减弱，但其上行外泛之水，又不能尽出体外，就势必留滞于三焦，这就形成了小便不利、消渴的蓄水证。有的注家认为蓄水证是太阳之邪循经入腑，岂有由于发汗竟把经邪引入太阳之腑的道理！注家之所以把蓄水证解释为循经入腑，是根据经络与脏腑的关系，撇开临床，又加以想像而得出来的。经络和脏腑之间，肯定是有关系的，但经络不是水的通路，因此把蓄水说成是循经至腑，是讲不通的。

有人说：水虽然不能循经入腑，但是太阳经中之热，是可以循经入腑，与膀胱中之水相结的。这一说法，正好就是所谓"热与水结"的理论根据。因此，有必要分析一下，蓄水证的病理是否水因热结，这样，就连是否循经入腑，也可以不辨自明了。

治疗太阳蓄水证的主方是五苓散，请看五苓散是否具有利水并兼清热的作用吧。

五苓散中的利水药是茯苓、猪苓、泽泻。其中只有泽泻味咸微寒，稍有清热的作用，而茯苓、猪苓，都味甘性平，只能利水，不能除热。尤其是方中的桂枝和白术，一属辛温，一属甘温，一味微寒的泽泻，加入两味温性药中，硬说本方能解热利水，实在太勉强了。真正热与水结致成小便不利是有的，譬如猪苓汤证就是这样。但是猪苓汤证并不是热邪循经入腑，方中也不用白术和桂枝，而是除茯苓、猪苓、泽泻之外，更为重要的是用阿胶养阴，用滑石甘寒利窍。

习惯势力、传统观念总是不容易改变的。就以这几条蓄水证而论，本来并不是难于分析的问题，只是由于从前有些注家是这样说的，于是总有人为这些注解找论据、作辩护。他们除了引用经络和脏腑的关系以证明"循经入腑"之外，还常引用《伤寒论》原文以证明蓄水证必小腹硬。如 125 条云："太阳病，身黄，脉沉结，小腹满，小便不利者，为无血也。"他们说：这就是太阳病蓄水和蓄血两大腑证的鉴别。其所以需要鉴别，就是因为蓄水证也有小腹满。还有人由于临床用五苓散治膀胱尿潴留，确实行之有效，因而也认为这几条蓄水征就是水蓄在膀胱。这些说法，都是片面地看问题。我们当然知道小便不利又加小腹满是蓄水证，但这并不是说所有的蓄水证都小腹满。五苓散可以治膀胱尿潴留，但是也有针对性，而不是能治所有的尿潴留；更不是凡用五苓散都是为了治尿潴留。尤其是 125 条的"身黄、脉沉结、小腹硬、小便不利者"，这虽然也算蓄水，但这是茵陈蒿汤证，予以茵陈蒿汤，就能"一宿腹减，黄从小便去也"。它和这几条五苓散证，根本没有对比的价值。

辩者会说，名家旧注就是这样说的。但是翻阅旧注，各家意见并不一致。譬如张令韶就说："小便不利者，乃脾不转输。"张隐庵说："大汗出而渴者，乃津液之不能上输，用五苓散主之以助脾。"都没有说水蓄在膀胱。尤其是柯韵伯解释水逆证云："邪水凝于内。水饮拒绝于外，既不能外输于玄府，又不能上输于口舌，亦不能下输于膀胱，此水逆之所由名也。"更清楚地指出"不能下输膀胱"是三焦不利，不是膀胱蓄水。不过这些说法，比较起来，还是少数，所以未被人们所重视。但是要知道，真理有时是在少数人手里。

第九节　对原文要一分为二

《伤寒论》的写作，在当时是成功的。但是时代在前进，科学在发展。若以现代的医学水平来衡量千余年前的作品，无疑是会有一些唯心的、落后的东西。因此，不能把《伤寒论》看成天经地义，而是要去芜存精，一分为二。现从以下几个方面予以评价。

一、辨证方面

临床证明，有些疾病，如果用伤寒法辨证，依伤寒方用药，其疗效往往出人意料，为现代医学所不及，这已是中西医工作者所公认的事实。但在辨病方面，还是很不够的。《伤寒论》中之所谓病——例如六经病，在现代医学看来，属于多种不同热性病（也包括某些杂病）的不同阶段。譬如头痛、发热、恶寒的太阳病，在伤风、流感以及其他热性病的初期，都可能出现。发热、恶热、口渴、便秘的阳明病，则是多种热性病中期或末期的共同症状。口苦、咽干、目眩或往来寒热、胸胁苦满的少阳病，则多见于感冒或并发胸膜、肝、胆等疾患。自利不渴的太阴病，则是消化道功能衰减的慢性胃肠炎。脉微细、但欲寐的少阴病，则多见于消耗性疾病出现心力衰竭时。心中痛热的厥阴病，慢性萎缩性胃炎有时也出现这样的症状。因此，要弄清楚疾病的本质和病原、病灶，以便掌握疾病发展、变化的全过程，做到心中有数，单凭六经辨证，还是远远不够的，还必须中西医结合，弄清楚究竟是什么病。

二、理论方面

例如"六经辨证"，这是《伤寒论》在中医学方面突出的贡献，它确实为后世临床大开方便之门。但是也要看到其理论的不足。

（一）六经辨证本身就存在着教条

譬如少阴篇三急下证，明明是燥屎形成的肠梗阻，只因为症状表现为"下利清水"，而不是大便硬，是"口燥、咽干"，而不是大渴欲饮水，是"腹胀不大便"，而不是大便难，便不叫阳明病，却叫少阴病，就是证明。又如：同是寒浊为患的吴茱萸汤证，表现为"食谷欲呕"就划归阳明；表现为"吐利、厥冷"，就划归少阴；表现为"干呕、吐涎沫、头痛"，就划归厥阴。同是停水不渴的茯苓甘草汤证，汗出者，划入太阳；"厥而心下悸者"，划入厥阴。同是胸中停痰的瓜蒂散证，"气上冲咽喉，不得息者"，划入太阳；"胸中满而烦，饥不能食者"，便划入厥阴。同是阳虚水泛的真武汤证，"发热、心下悸、头眩"的，写在太阳篇；"腹痛、小便不利、四肢沉重"的，写在少阴篇。甚至连"脉滑而厥"的白虎汤证，"下利、谵语"的燥屎证，也编入厥阴篇。这种撇开疾病的本质，只依现象来分经的做法，实是典型的教条。

（二）六经辨证不但本身存在着教条，而且在后世温病学说"卫气营血"辨证的相形之下，也显得不够

譬如衄血、蓄血、热入血室、桃花汤证、黄连阿胶汤证等，以六经辨证就远不如以卫、气、营、血辨证，更便于临床。

下面举例说明以六经辨证代替营、血辨证所致成的错误。

257条云："病人无表里证，发热七八日，虽脉浮数者，可下之。假令已下，脉数不解，合热则消谷喜饥，至六七日不大便者，有瘀血，宜抵当汤。"

258条云："若脉数不解，而下不止，必挟热便脓血也。"

这两条，从下之前的"无表里证""发热""脉浮数"，结合下之后的"挟热便脓血"来看，可能本证就是温病学说中的气血两燔证。因为"无表里证"，是说发热的同时，并不兼有恶寒、身痛、头痛等表证，也不兼有腹满、潮热、便秘等里证。这样的发热、脉浮数，就启示了"数"为"荣热"，"浮"为"热蒸于气"的可能。尤其是下后脉数不解的两种结局：一是六七日不大便者，有瘀血；一是下不止必便脓血，更清楚地说明病已涉及荣血。这本应清荣、凉血，或透热转气，采用清荣汤、化斑汤之类的方剂，却竟用了下法，这就导致营热内陷，出现"脉数不解"和胁热、便脓血等变证。

　　由此可见，在张仲景写《伤寒论》的当时，对于营、血的辨证，在理论上尚未形成，临床实践也缺乏这方面的经验。

　　六经辨证这样的理论，除了存在着以上这些缺点以外，在其他方面，就说治则吧，理论上也不完善。譬如表证兼见里实证，始终坚守"先解表、后攻里"这一原则，直如天经地义，不可更改。就连二阳并病，仅仅是"面色缘缘正赤"，也要先解之熏之，先治太阳，后治阳明（见 48 条）。这远不如后世的双解散、防风通圣散之类的表里两解等进步方法更为适用。

三、诊断方面

　　《伤寒论》在诊断方面有宝贵的经验，但有些方面，还很原始，而且也有错误。

　　譬如对于阳明病里实、里热的诊断："有潮热者，此外欲解，可攻里也"，"手足濈然汗出者，此大便已硬也"，"小便利者，大便当硬"，"小便少者。此但初头硬"，以及少阴病的诊断："但头汗出。故知非少阴也"，"小便色白者，少阴病形悉具"等，这些宝贵的临床经验，不胜枚举。但是有些方面，还很原始。仅就舌诊来说吧，《伤寒论》那么大的篇幅，其中仅有"舌上燥而渴""舌上苔者""舌上白苔滑者""口干舌燥"等寥寥几条，这远不如近代舌诊，对舌质、舌苔的形态、色泽，分析得更为具体，更为详尽。

又如11条："病人身大热，反欲得近衣者，热在皮肤，寒在骨髓也；身大寒，反不欲近衣者，寒在皮肤，热在骨髓也。"这里以皮肤代表邪在浅层，以骨髓代表邪在深层，不但是概念不清楚，而且在个别特殊情况下，这一诊断方法也不可靠。譬如阴盛格阳的通脉四逆汤证，就能"身反不恶寒"，而不是"欲得近衣"。

在诊断方面，不但存在着上述的疏漏和教条，而且也有错误。如237条："阳明证，其人喜忘者，必有蓄血，所以然者，本有久瘀血，故令喜忘，屎虽硬，大便反易，其色必黑者，宜抵当汤下之。"这分明是消化道内出血，其所以喜忘，也是血并于下，上气不足（大脑贫血）所致。这样的脱血证，不去治肠胃，却攻下瘀血，诊断上倒果为因，治疗上也逐末忘本。虽然中医学对于内出血的治疗，有时采用活血行瘀法，也有利于出血点的愈合，但这里指出是"本有久瘀血"，而且用的是攻血峻剂，这显然是以破血祛瘀为目的，而不是以治疗出血点为目的。其错误的根源，就是由于诊断方面存在问题。

还有一些诊断方法，近似于江湖医生的骗术。如75条："未持脉时，病人手叉自冒心，师因教试令咳，而不咳者，此必两耳聋无闻也，所以然者，以重发汗，虚故如此。"为了弄清病人是否因过汗伤阳而导致耳聋，不直接询问，却令病人作咳来试探，这种弄虚作假的骗人伎俩，不加批判，反作为医学的心传，这是很可鄙的。

又如论中有所谓"不治""死"等证，这在当时那样的医疗水平下，可能属实，但在现代的医疗条件下，采用强心、急救等措施，未必就是死证。

由于缺乏科学的诊断技术，所以对于病灶，只能笼统地指出其大概的部位。譬如"此冷结在膀胱关元也"，只能使人想像、揣摩，而不能像现代医学那样，具体指出是某一脏器，某一组织。又如"胁下素有痞"，也不能像现代医学那样，指出是肿瘤、是脏器、是肝、是脾。

四、方剂、用药方面

方剂、用药简练、灵活、严格，确有精辟独到之处，但有些方面，还是不如后世的成就。

前已提到，先汗后下，有时不如后世的防风通圣散、双解散等一方两解，更为稳妥而可靠。又如阳明中风用栀子豉汤，就远不如刘河间的三黄石膏汤。兹再举一例来说明今胜于昔、后来居上。

212条："**伤寒若吐若下后不解，不大便五六日，上至十余日，日晡所发潮热，不恶寒，独语如见鬼状；若剧者，发则不识人，循衣摸床，惕而不安，微喘直视，脉弦者生，涩者死。微者，但发热谵语者，大承气汤主之。若一服利，则止后服。**"

病已发展到"循衣摸床、惕而不安"的程度，这分明是热炽伤阴、肝风内动的危证。这只有滋阴潜镇，如后世的一甲、二甲、三甲复脉等汤，以及大、小定风珠等酌用，才为对证。即使有腹满不大便的症状存在，也应当采用新加黄龙汤、增液承气汤等增水行舟法，才能立足于不败之地。而那时还没有这样的方剂。所以只能采用大承气汤来作孤注一掷，是很不理想的。

五、其他方面

如治疗方法中的嚏灌，以及熏、熨、温针、烧针等火劫法，现代已不多见，至少是在治疗外感热病方面，很少见到。而在《伤寒论》中，却占了相当大的篇幅。文字方面，也可能有脱简或传抄的错误。如176条："伤寒脉浮滑，此以表有热，里有寒，白虎汤主之。"注家们虽然作了许多解释，也作了许多更正，但仍是不能令人满意。又加98条的最后一句，"食谷者哕"，语法上既不连贯，对于全文又毫无意义。凡此都可能是脱简或传抄的错误，都不要强作解释。

《伤寒论》六经串解

《伤寒论》有397法，113方，学者常常感觉庞杂难记。现在把它串起来，使之若网在纲，有条不紊，这对于记忆、掌握、融会贯通来说，是会有帮助的。

第一节　太阳病串解

一、太阳和太阳病

太，是大的意思。人体的面积，以肤表为最大，所以肤表之阳称为太阳。

肤表是荣卫循行之地，荣行脉中，卫行脉外。其中主要是卫气，它在荣气的支援下，起着温分肉、充皮肤、肥腠理、司开合的卫外作用。所以太阳的职能，实际就是卫气行在体表的职能。旧注称"太阳为一身之藩篱，主肤表而统荣卫"，"统荣卫"就是把太阳的功能概括为荣、卫的功能。

太阳既然主肤表而统荣卫，所以外邪中于肤表之后所引起的荣和卫的病理反应就叫作太阳病。譬如卫气为了抗邪，而更全力以赴地趋向于体表，就会脉浮、发热，同时又不能正常地卫外，就必然恶寒。这些体表卫分的异常表现，也就是太阳病的必有症状。

脉浮、发热、恶寒，虽然是太阳病必见的症状，但是严格说来，这只能叫作表证，仅凭这几个症状来确定太阳病，是不够的。因为在别经受病时，其前驱期，有的也会出现这样的表证。因此，要确定太阳病，还必须在表证的基础上再有太阳病所独有的特点——头项强痛，才能说明病不但在肤表，而且也在太阳的经络，才是最典型的太阳病。

二、太阳病的分类和治疗

太阳病在卫气职能方面的改变，不但能表现为发热恶寒，而且还必然影响其司开合的功能而表现为有汗或无汗。在正常情况下，卫气总是能开能合，以适应人体体温的调节和汗腺排泄的需要。但在受邪后就不同了，有的人是卫气但开不合，有的人是卫气但合不开。但开不合的就有汗，有汗就使荣弱而脉浮缓。但合不开的就无汗，无汗荣就不弱而脉浮紧。脉浮紧者必身疼痛，脉浮缓者身不痛。这就形成了太阳病的两大类型。无汗是凝敛的象征，叫太阳伤寒，有汗是疏泄的象征，就叫太阳中风。

伤寒和中风的关键问题，是卫气有开、合之异，随之而来的，又使荣阴有强、弱之分。这样，就为其以后的发展变化，具备了不同的内在条件，也为其当前的辨证论治，提供了可靠的依据。

太阳病的发热，在程度上虽然伤寒和中风之间也有差别（伤寒的发热重，中风的发热轻），但都是卫气受邪后的病理兴奋，这在医学术语上叫作"卫强"。卫强就需要发汗以泄卫，泄卫就是祛邪。无汗脉浮紧的伤寒，关键在于开毛窍，必须用麻黄汤峻汗。而有汗脉浮缓的中风，不但不能用麻黄，而且还要照顾到荣弱，就只能用桂枝汤。桂枝汤中有芍药、甘草酸甘化阴，来配合桂枝、甘草辛甘以缓汗，所以最适用于有汗的太阳中风证。这样，麻黄汤和桂枝汤就成了发汗治太阳病的两大主方。

《伤寒论》中太阳病的篇幅虽然大，但对于太阳病的分类和治疗就是这样简单，共余都不是单纯的或正式的太阳病，而是太阳病的兼证、夹证和变证。

三、太阳病的兼证、夹证、变证

疾病的过程，就是邪正斗争的过程。由于感邪有轻重，体质也不相同，所以不但能出现不同的兼证、夹证，也有不同的斗争结果——变证。有的是痊愈了；有的是接近于痊愈；有的在表证的同时，又有不同的兼证；也有的表证虽然消失，却出现了另一些症状；平时的宿疾隐患，也可能随着太阳病而复发。总之，病的发生不是千篇一律的，而且也不可能老是停留在一定的症状上。下面扼要地讲一讲太阳病兼证、夹证、变证的症状与治疗。

（一）兼证

伤寒脉浮紧、身疼痛、不汗出而兼见烦躁的，是阳气被郁太重，麻黄汤的辛温，不利于烦躁，必须在此基础上，倍用麻黄，再加入石膏、姜、枣，变为辛凉重剂的大青龙汤，以发越郁阳。

阳气郁闭的时间较长，荣卫滞涩，以致脉象由浮紧变为浮缓有力，身虽不痛，却不轻矫、不灵活，但也能乍有轻时，和少阴病不同的，表示外邪已有顽固难拔之势，也用大青龙汤。

太阳病兼项背强几几的，是邪入经输，无汗用葛根汤，有汗用桂枝加葛根汤，兼解经输之邪。

太阳中风兼喘的，或者太阳病误下之后，表证未解，同时又出现微喘的，用桂枝汤都要加入厚朴、杏仁。

（二）夹证

身体痛烦，不能自转侧，脉浮虚而涩的，是风中夹湿。小便不利，大便不能成硬的，用桂枝附子汤。小便自利，大便成硬的，用去桂枝加白术汤。关节疼痛，小便不利，或身微肿的，用甘草附子汤。

伤寒表不解，发热而喘、咳，是夹水气，用小青龙汤，解表兼散水。

头项强痛，翕翕发热、无汗、心下满、微痛、小便不利的，是心下夹有水饮，用桂枝去桂加茯苓白术汤。

（三）变证

太阳病的变证，有是自然演变的，有是治疗不得当而造成的。为了叙述上的方便，把前者叫作"自变"，把后者叫作"治变"。

1. 自变

是指病情自然发展所起的变化。自变是从量变到质变，一般是渐变，所以病后日数的多少，有着极为重要的参考价值。

（1）愈也是变。

（2）将愈是变轻了。

伤寒变轻，是由整日的发热恶寒，变为间歇发作。一日二三度发，面有热色的，用桂枝麻黄各半汤。若仅仅是日再发，面无热色，是表邪更轻，改用桂枝二麻黄一汤。

中风变轻，是由整日的发热汗出，变为间歇的时发热自汗出，这仍是卫气不和。可在估计其将要发热自汗出之先，服桂枝汤发汗。也有发热已不明显，却常自汗出而不愈的，也是病在卫分，也用桂枝汤。

以上都是将愈未愈时的残留症状。

无汗脉浮紧的伤寒，可能出现衄。衄，也是将愈的表现。但也有点滴不成流，衄而不愈的，仍要发汗。

（3）水的代谢异常。在三焦气化本来就不很充实的病人，在患中风过程中，由于常自汗出，或患伤寒后经过发汗而表仍未解，都可能进一步减弱其决渎的功能，使水但能上行外泛，而不能充分地下输膀胱。但这又不能泛出体外，就必然停蓄体内而形成蓄水证。蓄水形成后，其主要症状是小便不利、消渴，甚至水入即吐，形成水逆。表证未解，也必兼有脉浮、微热等。应用五苓散温通三焦，化气行水，表里两解。

（4）血的循行异常。上述之衄，就是血行异常。除此以外，又因足太阳膀胱的经脉，络肾属膀胱，所以太阳经中之热，有可能循经入腑，结于下焦、膀胱部位的血分，形成蓄血证。血结在小腹部位，便会出现小腹硬满或拘急、小便自利、如狂或发狂等症。小腹拘急，其人如狂的，其血尚未凝固，有可能自下而愈。不自下的，必须用桃核承气汤下之。小腹如果不是拘急，而是硬满的，是血已凝固，不攻不能自下。其人发狂的，用破血重剂抵当汤攻之。尚未发狂的，可以峻药缓攻，改用抵当丸。

（5）转属。是病已离开太阳，转入另一经。出现往来寒热、胸胁苦满等症的，是转入少阳。出现濈然汗出，大便秘结等症的，是转属阳明。既然已经转入别经，就当按别经的原则论治。

2. 治变

这里所说的治变，并不包括治愈，而是专指治疗不得当，使病情更为复杂，向坏的方面所起的变化。

因治疗不当所促成的变化和自然演变者不同，它不是渐变，而是突变，因此，日数的参考价值，就不如自变者那样重要。但是误治之后所致成的结果，除了关系到所采用的治则和方剂外，也取决于内因，而内因条件的形成，总是也与日数的或多或少有些关系。

治变可分为伤正和邪陷两类。

（1）伤正。不是伤阳，就是伤阴，或者阴阳两伤。

伤阳轻的，只是阳气轻微受挫，其向外的气机未变，这样就仍当解表。如"下之后其气上冲者""微喘者"都是。这都当仍用桂枝汤解表，只是喘者当再加厚朴、杏仁以宣降肺气。又如下之后"脉促胸满"者，是阳气受挫较为重些，外邪已接近内陷的边缘，用桂枝汤就得减去酸敛的芍药，使之更有利于宣通胸阳。又有发汗太过，遂漏不止的，是伤了肤表的卫阳，当用桂枝加附子汤。加附子的目的，是助卫阳以固表止汗。以上这些方剂，还都没有越出桂枝汤的加减范围。

伤阳重的，则多表证消失，转虚转寒，甚至阳虚不能温化而导致水饮内动。例如出现"叉手自冒心，心下悸欲得按"的，是心阳虚，用桂枝甘草汤壮心阳。心阳伤而兼有烦躁，或甚至惊狂的，多由火劫所致，兼烦躁的用桂枝甘草龙骨牡蛎汤；变惊狂的，用桂枝去芍药加蜀漆牡蛎龙骨救逆汤。发汗后腹胀满的，是脾阳虚而气滞，用厚朴生姜半夏甘草人参汤健中除满。脾阳伤而吐逆不止的，用甘草干姜汤温中。汗下后下利清谷，是伤脾肾之阳，用四逆汤温脾肾。汗下后昼日烦躁不得眠，夜而安静的，是阴盛格阳，用干姜附子汤引阳归阴。这都是平素体质不同，哪一脏的脏气不足，就会出现哪一脏阳虚的症状。

因阳虚而水饮内动的，多是伤及脾、肾之阳。因为脾主散精，肾为水脏，所以伤及这两脏时，就会导致水饮为患。例如：吐下后，心下逆满，气上冲胸的茯苓桂枝白术甘草汤证，就是脾阳伤不能散水而形成的。又如：发汗后，其人仍发热，心下悸、头眩、身𥉋动、振振欲擗地的，是肾阳虚而水上泛，论中用真武汤扶阳镇水。还有，脐下悸，欲作奔豚的，是肾阳虚不能蛰藏，肾水有上凌的趋势，当用茯苓桂枝甘草大枣汤以降冲镇水。此外还有用烧针疗法，针处被寒，导致奔豚发作，气从小腹上冲心的，与桂枝加桂汤以镇冲气，暖水脏。又有水停胃中，汗出不渴的，可用茯苓甘草汤温胃散水。

伤阴，轻的仅仅是津液轻度耗损，如发汗后轻度口干，或暂时小便量少，可以静待津液恢复，不治自愈。较重的则耗阴伤血，如发汗后身疼痛、脉沉迟的，用桂枝新加汤益血和荣卫；脚挛急的，用芍药甘草汤养阴舒筋。特别是内因已有蕴热的病人，发汗伤阴之后，更容易化热化燥，加速其转属阳明。如大汗出、脉洪大、口干舌燥的，用白虎加人参汤清热生津。发汗不解，反蒸蒸发热的，与调胃承气汤釜底抽薪。

阴阳两伤的，当扶阳与益阴兼顾。如"发汗若下之，病仍不解，烦躁者"，用茯苓四逆汤。方中四逆汤扶阳，又加人参茯苓，养阴益气以安神。又如"发汗病不解，反恶寒者"，也是阴阳两虚，与芍药甘草附子汤，方中芍药甘草益阴，附子助阳。

（2）邪陷。邪陷是与伤正分不开的，正气不伤，邪气就不能内陷。邪陷多是误治造成的，但也有自然演变的。邪陷后的变证，有协热利、虚烦、痞、结胸等。

①协热利。协热利是表邪未解，而同时又出现下利的症状。下利有寒利、热利的不同，所以治法也不同。如太阳病，外证未

解，而数下之，以致下利不止，心下痞硬，表里不解的，是挟热寒利，当温中和表，桂枝人参汤主之。太阳病，桂枝证，医反下之，遂热利不止，脉促、喘而汗出的，是挟热热利，当清里解表，葛根芩连汤主之。

②虚烦。虚烦是邪热乘宗气之虚陷入胸膈所致。热邪内扰，所以心烦不眠，甚至反复颠倒，心中懊恼。进一步还可能胸中窒塞、心中结痛。但未与有形之痰水相结，所以心下按之不硬。本证舌苔黄白厚腻，多伴有身热不去。治疗应清热除烦，栀子豉汤主之。呕者，栀子生姜汤；气息不足，栀子甘草汤；下后心烦腹满者，是气机不畅，栀子厚朴汤；大下后身热不去、微烦、上热下寒的，栀子干姜汤。

③痞。痞是病人自觉心下满闷，痞塞不通。有气痞与痞硬两种。气痞都是胃部受下药挫伤后，无形之热，郁聚心下所致，所以虽觉壅闷，但按之不硬。可用大黄黄连泻心汤泻热消痞。兼有恶寒的，当辨清是表未解，还是表阳虚。表未解的多兼有表热，当先解表，后攻痞；表阳虚的，是无热汗出，当用附子泻心汤。

痞硬则与前者不同，它是脾胃气机呆滞，脾不升清，胃不降浊，以致湿浊壅聚心下，所以按之较硬，但不是石硬。清气不升，浊气不降，就会兼有呕吐或泄泻。治法当健脾和胃，辛开苦降，用半夏泻心汤。兼伤食干噫食臭的，用生姜泻心汤。吐泻过于急迫，干呕不止，心烦不安，下利频繁的，用甘草泻心汤。

此外，还有一种痞硬，既不吐，又不泻，却噫气不止。噫出的气，又没有伤食的气味，这是痰阻气逆所致，当消痰开结，用旋覆代赭石汤。

④结胸。结胸是热邪内入与痰水相结。根据病情的轻重，可

分为大结胸和小结胸。大结胸证或结在胸中，或结在心下，或联及小腹，按之石硬，疼痛拒按，不按亦痛。并兼有短气、懊侬、烦躁等症，脉多沉紧。治法当泻热逐水。结在胸中偏上的，用大陷胸丸；结在心下或下连小腹的，用大陷胸汤。小结胸证，正在心下，范围狭小，按之则痛，不按不痛。这是热与痰结，脉多浮滑，当用小陷胸汤荡痰除热。

此外还有寒实结胸，它是寒痰内结，并无热邪，所以虽然硬痛，却没有燥渴、头汗、苔黄等阳热症状。应用温下法，予以三物白散。

四、汗法综述

太阳病变证中的全部和夹证中的一部分，其治法都是为了纠偏救弊，而不是太阳病的正治法。太阳病的正治法只是发汗。所以要掌握太阳病的治法，只要把发汗法作一归纳就够了。

（一）太阳病发汗，首先要辨脉辨证

发热、汗出、恶风、脉浮缓的，是卫强荣弱，宜桂枝汤。发热、恶寒、无汗、脉浮紧的，是卫强荣不弱，宜麻黄汤。其中尤其重要的是脉象。桂枝汤的主脉是浮弱，如果脉象浮弱，就是无汗也得用桂枝汤。麻黄汤的主脉是浮紧，如果要用麻黄汤，除了要有无汗这一症状外，脉象至少也得浮而不弱。各方的主脉，也就是另一方的禁忌脉。

（二）方剂随证灵活加减

例如桂枝汤的加减方就有：加厚朴、杏子，加附子，去芍药，去芍药加附子，加葛根等汤。就连葛根汤，也是桂枝汤加

葛根、麻黄而成。又如大青龙汤、小青龙汤，都是麻黄汤的加减方。桂枝麻黄各半汤、桂枝二麻黄一汤、桂枝二越婢一汤，又都是二方合成的复方。所以只有灵活加减，才能适应各种特殊的情况。

（三）发汗应掌握先后缓急

例如表兼里实的，要先汗后下，否则就有邪随下药而内陷的可能。表兼里虚里寒的，应先温补，后发汗，或温汗兼行，或补中寓汗。不然就会发汗伤阳，里寒更重，出现吐、利、腹胀满等。

（四）掌握禁忌证

发汗须有充足的津液，并由阳气来鼓舞。因此，凡阴虚、血少、阳虚、里寒的病人，都忌发汗。必须发汗时，需要配入其他益阴或助阳的药物。

（五）熟悉汗解的几种可能

太阳病除了服药发汗以外，还有可能正气恢复，外邪自解。这能出现以下几种情况。

（1）不战不汗出而解者。这是邪衰正复，阴阳自和。

（2）不战而汗出解者。这是正气充实，邪衰不能与正气相争。

（3）郁冒汗出解者。这是正气稍虚，邪又不重，所以汗出不甚顺利。

（4）战而汗出解者。这是正气本虚，驱邪吃力，所以发战。

（5）发狂而汗出解者。这是外邪较重，正气由虚转实，两不相容，所以出现狂汗。

后两种作汗形式激烈，得汗则生，不得汗则危。

第二节　阳明病串解

一、阳明和阳明病

阳而曰明，就是阳气极盛的意思，所以阳明也称盛阳。结合到人体脏腑的具体功能来说，惟有胃肠消化道能腐熟水谷。化生荣卫，热能最大，所以生理上的阳明，实际是指的胃家。

胃家，即整个消化道。它不但肩负着腐熟水谷的消化作用，而且也肩负着排泄粪便的传导作用。在健康情况下，热能正常，消化正常，传导也正常，便没有症状出现。但受邪后就不同了。盛阳感邪，其热愈炽。热炽于里，蒸发于外，就会身热、汗自出、不恶寒、反恶热。影响传导，就必宿食、粪便留滞，形成"胃家实"。前者是阳明病的外证表现，后者是阳明病内在的实际情形。

二、阳明病的分类和治疗

阳明病因传导失职会形成里实，因邪热炽盛会形成里热，因此，阳明病的特点就是既热且实。但是由于里实的程度不尽相同，里热的程度也不尽相同，这就使阳明病在临床上能表现为许多类型。其中最常见的可划分为两种：一是偏重于里实的，主要是宿食、粪便留滞在肠胃之中，腹满、便秘是主症，现在都习惯称之为腑证。一是偏重于里热的，主要是无形之热亢盛于躯壳之里，身热、自汗是主症，现在都习惯称之为经证。现分述如下。

（一）阳明腑证

阳明腑证，就是《伤寒论》中所说的"胃家实"。它的形成，出现在以下几种情况：有未病之先，就津液素亏，感邪后未经任何治疗，即大便不行的，叫作太阳阳明。有病后治疗不当，津液耗伤，以致大肠干燥，大便不行的，叫作少阳阳明。有里阳素盛，感邪后邪热又与肠胃中宿食、粪便相结的，叫作正阳阳明。前二者是津亏里实，关键是里实，不是里热；后者是热盛里实，关键是里实又加里热。由此可见，腑证的本身，又可因有热或无热，大实或小实，再次分为不同的类型。

1. 太阳阳明的证治

太阳阳明的形成，有两种情况：①其人津液素亏，感邪后，津液的调节，相形见绌，就导致肠道更形干燥，大便不行。此类病人，寸口脉必浮而兼芤。浮表示阳有余，芤表示阴不足，以有余之阳，消烁其不足之阴，津液内竭，大便即硬。②其人胃气素强，胃强就能化湿，小便必利。胃强则脾受其制约，不能摄持津液以滋润大肠，却任其下趋膀胱，大便就会硬而不行。此种病人，趺阳脉必浮而兼涩，浮即表示胃气亢进，涩即表示津液由小便丧失。

前者是脾无津液输布而穷约；后者是脾受胃的制约，有津液也不能输布。所以太阳阳明，也就是脾约证。

脾约证有一特点，即其人并无热邪内结，不过由于津液不继而便秘，所以即使多日不大便，也无所苦。当润肠通便，用麻子仁丸。

2. 少阳阳明的证治

少阳阳明，是指病人经过发汗或利小便等治疗以后，津液耗伤，肠道干燥，因而出现里实、内烦、大便难等阳明证而言。"少阳"是阳明腑证中的一个词，并不是专指少阳病误治后所形成的阳明病。其兼内烦的，治法与正阳阳明相同。内无烦热，仅仅是排便困难的，可用导法——即灌肠法，促其排便。

少阳阳明大便难的形成，像脾约一样，都是由于津液不足，但是两者的病机不同。脾约证是津液素亏，少阳阳明的大便难，是津液由耗伤而亏。津液素亏的，脉或芤或涩，而治疗伤津的，只是暂时性津液不继，脉非但不芤不涩，而且也不浮。因此，在症状上，二者虽然同样是无所苦，但是脉芤、脉涩的，必须用润肠药，不能等待其自欲大便，而后者则可待其自欲大便时，临时导而通之。

3. 正阳阳明的证治

正阳阳明，是宿食、燥粪与热邪相结。它不是无所苦，而是兼有腹满、腹痛、潮热、心烦、谵语等。所以正阳阳明比脾约、大便难为重，也可以说是最典型的胃家实。

胃家实的同时，又兼有腹满、腹痛、潮热等症状，这说明不仅仅是内实，也是内热。这就不是单纯用润法或导法排出大便就能取效的，必须在通便的同时，又要泻热，才最为理想。这就必须改用攻下法。

下法是为肠胃中的实热开一下出之路。但是由于热的程度不同，实的程度也不同，所以方剂也应有缓下、峻下的区别。调胃承气汤、小承气汤、大承气汤，就是根据这一情况而制出来的不同方剂。下面把三方的作用和适应证，概括起来介绍如下。

（1）调胃承气汤的运用。调胃承气汤，有芒硝涤热，大黄去滞，甘草和胃，无枳实、厚朴等气分药，是和胃缓泻剂，所以适用于里虽有热，但不甚实，虽有结滞，大便却不甚坚硬的病人。

例如：病人大便不算硬，但却心烦或谵语，说明是阳明有热，就应以本方和胃泻热。

又如：发汗后出现蒸蒸发热者，或用过吐法后出现腹胀满者，一是里热外蒸，一是胃燥失降，但都不至于因汗法或吐法而致成大便硬，因此都当用本方。一以釜下抽薪，一以和降胃气。

（2）小承气汤的运用。小承气汤比调胃承气汤多枳、朴，无芒硝、甘草。其涤热之力，次于调胃承气汤和大承气汤；通便之力，优于调胃承气汤；加大用量，则接近于大承气汤。所以适用于里热不甚而大便已硬者。

例如：凡出现谵语或心烦，是阳明里热，同时又大便已硬者，用本方。

又如，宿食内结，心下烦躁、硬满，是结在胃而不在大肠，只可和胃，不可峻攻，也用本方。

又如腹大满不通，本当用大承气汤，但其热未潮，或虽已潮热，而同时又有大承气汤的禁忌脉。如脉弱、脉滑而疾等，都应以小承气汤代之。

此外，还有的在服大承气汤泻下之后，大便不久又硬的，但其量必少。这样就不需要大承气汤峻攻，亦可改用本方，清除未尽之邪。

（3）大承气汤的运用。大承气汤是小承气汤加重了枳实、厚朴的用量，以气药为君，又加芒硝。其煎法又是后入大黄，使其气锐行速。因此它是峻下剂，适用于里热较甚而又大满大实的病人。其具体运用，有通便泻热和攻下燥屎两个方面。

①通便泻热。是在大便已经成硬，发热恶寒等表证已不存在，同时又兼见潮热、谵语，手足漐漐汗出，又无脉弱、脉滑疾和阴津欲竭等弱点的情况下用之。其中最主要的两个症状是潮热和大便硬。凡大便硬而热不潮，是小承气汤证；热已潮而大便不硬，是调胃承气汤证，都不能用大承气汤。

②攻下燥屎。燥屎是由宿食逐渐煎熬、积存而形成的异常干硬的粪块。它不同于一般的大便硬。燥屎常滞留于肠道折叠处，或受阻于溃疡、斑痕、憩室。大小多少不等，顽固难下，有时虽然腹泻，燥屎亦不下行，所以极易形成肠梗阻，是阳明病中极为严重的病变。

燥屎在临床上常能出现这样一些情况：a.病人丝毫不能进食，甚至嗅到食味，即不能耐受，这是屎气上熏所致。b.阵发性绕脐剧痛，这是肠欲传导而燥屎不动。c.病人小便不利，大便乍难乍易。乍难时兼有喘促、昏冒、不能安卧等症状；其乍易是未结者旁流时出，不等于梗阻消失；其大便乍难，才是肠梗阻的真实情况。d.燥屎内结，再兼有目睛不和，视觉昏花，是自身中毒；身热汗多，是即将脱水；发汗之后，腹更满更痛，是无水舟停。这些都是更为严重的急下证。

凡属燥屎，都顽固难下，攻燥屎，又多是为了抢救，因此，不能像下硬便那样从容不迫，只要确诊是燥屎，即使不兼潮热，也要用大承气汤。

（二）阳明经证

经证和腑证相比，腑证是有形之里实，经证是无形之里热。腑证可以直指为胃家实，而经证非但不能说成是胃家实，也不能局限为胃家热，而只能泛指为里热。由于里热外蒸，能表里俱热，所以在《伤寒论》中本来叫作三阳合病。但是表热来自里热，阳明主里，又是盛阳，因此后世注家把这一类型，叫作阳明经证，比起三阳合病这一名称，更为恰当。

阳明经证既然是里热炽盛，脉必洪大有力，或浮而滑大；里热外蒸，必表里俱热，身汗自出；热盛神昏，也能出现谵语。当用清法，宜选用白虎汤。有热炽津伤，口干舌燥，大渴欲饮水的，当兼养津液，白虎加人参汤主之。

三、阳明中风和中寒

阳明经证和腑证，都是已经定型的阳明病。当经证和腑证尚未定型之前，又往往能有一段既不同于腑证，也不同于经证的发展过程。由于这一过程，是由表证向里证发展的中间过程，所以必具有阳明里证的初步症状，如口苦、咽干、腹满、微喘等，和表证的残留症状，如发热、恶寒、脉浮等。这一过程，是以化热化燥的面目发展着，属于阳邪，所以《伤寒论》中称之为阳明中风。

阳明中风，从一开始就以化热化燥的面目进行着，这就和能明显分出表里阶段的并病不同，不能采取先汗后下法。也与一经为主，同时波及别经的合病不同，不能分清哪是主，哪是次。这就必须清里透表，表里兼顾。古方用栀子豉汤，近代用防风通圣散、三黄石膏汤之类。这实际属于后世温病的范畴。

兹举201条"阳明病，脉浮而紧者，必潮热发作有时；但浮者，必盗汗出"为例，说明阳明中风的发展过程。

脉浮而紧，紧是敛束，是向内。进一步身热变为潮热，浮紧也必变为沉实。同时腹微满成为腹满。微喘至于"而喘"，口苦咽干演变为渴，就定型为腑证。脉但浮者，浮是向外，无汗变为盗汗，进一步变为自汗，身热变为大热，浮脉也必变为洪大，这就定型为经证。

阳明病在形成经证或腑证的过程中，其化热化燥的迟速，和最后所能达到的里实里热的程度，取决于病人胃阳本身的盛衰。胃阳素盛者，是直线向前转化，这就是前面所讲的阳明中风。有些胃阳不足的病人，就化热迟缓，化燥费力，其结果也是出现一些极不典型的症状。这些就叫阳明中寒。例如：①大便不能成硬，却溏硬混杂而成"固瘕"。②蒸不出汗来，却身痒如虫行皮中。③虽亦腹满，却燥气不足，湿气有余，热与湿合，欲作谷疸。④甚至胃寒生浊，食谷欲呕。⑤或阳气时盛时衰，水气时工时下；或呕而咳，或不呕不咳；时而手足厥、头痛，时而手足不厥、头不痛；也可能阳气积渐而盛，驱逐阴邪，狂汗而解。

以上诸证，都是胃阳素虚，燥气不足，并且有的已接近于太阴病。只是尚未出现吐利，所以仍算作阳明病。这些病，不但忌清忌下，甚至应当助阳化湿，温胃祛寒。《伤寒论》之所以提出这样一些症状，目的是要人们认识到：无论哪一经症状，既有其有余的一方面，也要注意其不足的一方面，这样才能学得更好。但究其实际，这些应属于杂病的范畴。

四、阳明病的兼证、夹证、变证

阳明病除自发者外，都是由别经转属而来，因此多兼有他经的症状。又因病人或素有宿疾、某些脏器素有弱点，在里热的情况下，又能出现不同的夹证和变证。具体如下。

（一）兼证

阳明病，从太阳病转属而来的，能兼有恶寒、发热、身疼痛等太阳表证。古法还不会表里两解，都是先解表后攻里。有汗用桂枝汤，无汗用麻黄汤。

病由少阳转属阳明，少阳之邪未尽，兼有胁下痞硬的，用小柴胡汤先解少阳之邪。少阳解后，根据情况，再治阳明。痞硬不在胁下而在心下的，改用大柴胡汤。

（二）夹证

阳明主里热，太阴主里湿，湿郁热蒸，就构成了发黄的条件。所以发黄证，是阳明兼太阴，是里热夹湿证。

发黄的条件既然是热与湿合，所以它的病机必是无汗而同时又小便不利。因为如果有汗，则热有出路，小便自利，则湿有出路，有热无湿，或有湿无热，都不能发黄。只有既湿又热，才可能发黄。

发黄仅凭湿热，还是不够的，要一定发起黄来，还必须湿热阻遏了胆汁的正常输泄，以致凌于脾，浸淫肌肉，溢于皮肤，才能发黄。这在《金匮要略·黄疸篇》中叫作"脾色必黄，瘀热以行"。又因胆液受到阻遏时，往往会出现心中懊憹或热痛这一症状，所以论中又说："心中懊憹者必发黄。"柯韵伯把发黄的这一病机，总结为"无汗、小便不利，是发黄之原，心中懊憹是发黄之兆"，非常恰当。

发黄既然是湿热郁结后的变证，所以治疗原则就必须清热、利湿。但是重点不同，方剂就要有针对性：重点在于小便不利的，其腹必满，至少也是微满。里热重于表热，就会渴饮水浆，小便赤涩，或郁热上蒸，但头汗出。当利湿泄热，茵陈蒿汤主之。重点在于无汗的，腹满多不显著，亦不至于渴饮水浆，而身热则比较突出，当利湿散热，麻黄连翘赤小豆汤主之。又有介于二者之间，表里分不出主次的，当利湿清热，栀子柏皮汤主之。

又有里热夹湿，不影响胆汁的疏泄，不懊侬，也不发黄，却脉浮、发热、渴欲饮水、小便赤涩不利、舌赤苔黄腻的，这是湿热充斥表里三焦。在这种情况下，退热不在发汗，而在利小便，当以猪苓汤主之。

（三）变证

阳明的经脉，起于鼻，环口唇。所以在脉浮发热的同时，如果又有口干、鼻燥，或但欲漱水不欲咽等症时，便说明是热在阳明的经络，在血分，不在气分，是将要出现鼻衄的特征。这是阳明病的变证。

治阳明之衄和治太阳之衄不同。太阳之衄，是由于表邪郁闭，解表就能止衄，所以应当发汗。而阳明之衄，是由于血热，凉血才能止衄。后世的犀角地黄汤，可以补充这一证治。

里热之在血分者，除能上行致衄之外，还能影响子宫而前阴下血。子宫本名血室，所以热入血分，最容易影响子宫。子宫血热妄行，便会下血；热从血室随冲脉上冲，又能但头汗出；肝主藏血，凡血热上冲，肝脏必实，肝实又能谵语。这样，就当刺泻肝的募穴期门，使经络疏通，子宫之热能上行外散，就会濈然汗出而愈。

第三节　少阳病串解

一、少阳和少阳病

阳气敷布于体表以卫外，叫作太阳；盛于中焦以腐熟水谷，叫作阳明。除此以外，也充斥于表里之间，流布于三焦上下，生发活动，对人体起着温煦长养的作用。阳气的这种作用，不亢不烈，便叫少阳，又称少火。由于生发活动，流通畅达，也称"游部"。

少阳取名"游部"，意思是要不郁不结。郁则化火，结则烦满痞硬，这就是少阳受邪后所必出现的两大病理特点。

二、少阳病的分类和治疗

少火既然有或郁或结的不同，那么郁和结的不同症状表现，也就自然而然地成了少阳病分类的依据。

少阳被郁，郁则化火。火性炎上，上寻出窍，其主症表现为口苦、咽干、目眩。少阳内结，结有部位，少阳的经脉走胁肋，结而不伸，就会胁下苦满或痞硬。少火被郁，是少阳气化之为病，是自发的，是典型的少阳病。邪结胁下，是少阳的经络之为病，多由太阳转属而来，《伤寒论》中不叫少阳病，却称之为"柴胡证"。现分别叙述如下。

（一）少火被郁

少火之所以被郁，是由于风寒外邪所致。风和寒的属性不同，因此在口苦、咽干、目眩的同时，也必各有不同的特点。风为阳邪，就会两耳如蝉声乱鸣，影响正常听觉，目赤，胸中满而烦。这是风热之邪，挟少阳本经之火循经上煽所致，这叫少阳中风。

寒为阴邪，就不会出现上述目赤烦满等症状，却能表现为头痛、发热、脉弦细。这叫少阳伤寒。少阳伤寒的头痛，并不兼有项强。其发热，既不像太阳病那样恶寒，也不像阳明病那样恶热。其脉细，也只是说，不如太阳之浮，阳明之大，而只是相对的为细，更不是少阴病的沉细。弦是指下端直有力，也接近于太阳伤寒的紧脉。这些就是少阳外感寒邪的特点。

无论少阳中风或少阳伤寒，既然出现了口苦、咽干、目眩，就说明已经化火。虽然头痛发热，但脉象弦细而不浮，就不可发汗。若误用辛热的麻桂发汗，就会伤津化燥，导致胃不和而谵语，甚至出现心烦、心悸等变证。少阳中风的胸中满而烦，也不是痰、食等有形的实邪，所以也不可吐下。若误用吐下，则非但风火不能外出，反能挫伤胸阳，导致神虚火扰，出现悸而惊等变证。由于这些原因，治少阳病就有汗、吐、下三禁。

少阳病既然禁汗、禁吐、禁下，所以只有"火郁发之"，才是正当的治法。小柴胡汤有柴胡以散郁，有黄芩以清火，是最理想的方剂。

（二）邪结胁下

胁下，属于半表半里，也是少阳的经络所过之处。邪结胁下，一般是邪在太阳阶段，失于治疗，气血逐渐消耗，外邪乘虚而入所致。邪气结于此处，病人必胸胁苦满，甚或胁下痞硬。这就是邪气已结的主要症状。邪气既结，少阳不能条达，郁于膻中，就会胸中烦满、默默不语。胁与胃相近，木火犯胃，就不欲饮食，且常常作呕。邪气结于胁下，说明正气已从太阳退据第二道防线。邪向内迫，就不发热而恶寒；蓄极而通，阳气向外，又发热而不恶寒。这样，又能形成以恶寒开始，以发热告终，发作不定次数，也毫无规律的往来寒热。

邪结胁下，不在表，发汗就不能解决问题；不在里，吐下也不能解决问题。仍当用小柴胡汤，以柴胡从半表之中，散邪于外；以黄芩从半里之中，清火于里。

三、少阳主方小柴胡汤的应用

从以上可以看出，无论少火被郁，或邪结胁下，都需要用小柴胡汤，所以小柴胡汤就成了治少阳病的主方。也可以说：只有会运用小柴胡汤，才会治少阳病。因此，总结一下怎样运用小柴胡汤，还是很有必要的。

运用小柴胡汤有两条重要原则，一是认证，但见一症便是；二是用药，随证灵活加减。

（一）一症便是

由于少火被郁，尤其是邪入半表半里，其可能出现的症状，有如上述之多，而这些症状又不一定同时都出现，因此运用小柴胡汤就有一条原则是"但见一症便是"。

"一症便是"，"便是"什么？"便是"邪在半表半里，"便是"少火被郁。这样，这个"一症"就必须是有分析的，因而也就有其局限性。兹列举几个"一症便是"的例子如下。

（1）"呕而发热者，柴胡汤证具"。发热是邪连于表，呕是邪迫于里。在外感热病中，由表热逐渐发展而形成的发热而呕，舌上白苔者，就是外邪已入半表半里，迫近胃周围，就是柴胡证。

（2）"往来寒热"。

（3）"胸胁苦满"。

（4）"热入血室"。除了见于上述的邪结胁下之外，再举妇女外感病中的热入血室证为例，加以说明。

有的妇女，在患太阳中风期间，适遇行经。至七八日，却出现了如疟状的往来寒热，恰巧经水此时适断。这就是太阳表热，乘经血下行、子宫空虚之际，下陷于血室之中，使未尽之经血结而不下。其往来寒热，就是血室之热欲外出而枢转不利的缘故。这就应当用小柴胡汤解热散结。

还有的妇女，在患太阳中风发热恶寒的同时，经水适来。到了七八日之后，表热逐渐消失，脉搏转迟，身体凉和，看似病已好转，但却出现了胸胁下满，如结胸状、谵语者，这也是表热随月经下行之际陷于血室之中。血室与肝有关，热从血室上实于肝经，所以才胸胁下满，如结胸状。可刺泄肝的募穴期门，随其热之所实处，就近而泻之。胸胁也是半表半里的部位，因此，不善刺的，根据这一症状，也可以改用小柴胡汤。

此外，也有的妇女，患伤寒发热，本来不到月经期，却经水来潮。其人昼日明了，暮则谵语，胡说八道，这也是热入血室。其经水适来，并不是正常月经，实际是子宫出血，颇有似于太阳病之衄。但这样热也就有了出路，不郁不结，就不出现柴胡证，也就可以热随血泻，不治自愈。

以上热入血室证的往来寒热和胸胁下满，都不是同时出现，也不需要别的柴胡证作旁证，就能够说明是邪在半表半里，就都用小柴胡汤，这就是"一症便是"。

热入血室，并不是少阳病，但是血室的部位，是在躯壳之里，肠胃之外，也属于半表半里。其所出现的症状，如寒热往来，胸胁苦满，又都是小柴胡汤的见证，因此就要用小柴胡汤。可见小柴胡汤不但能治少阳病，而且适用于少阳病之外的一切柴胡证。而这些柴胡证，有时是但见一症便是。

（5）"伤寒脉弦细，头痛发热者，属少阳"。指出头痛发热，是为了排除三阴伤寒。弦细，是少阳独有的脉象，伤寒只要具备了弦细的脉象，就不必往来寒热，不必胸胁苦满，甚至也不必口苦、咽干、目眩，都当从少阳论治，予以小柴胡汤。因为在症状并不明显具备的情况下，脉象就是惟一的依据。如论中148条，"脉细者，此为阳微结"，和下条所举少阳兼里虚证，"伤寒阳脉涩，阴脉弦"，服小建中汤不差者，都用小柴胡汤，就是例子。

（二）药物随证加减

小柴胡汤的加减法，论中已经明白指出的有："若胸中烦而不呕者，去半夏、人参，加栝楼实一枚；若渴，去半夏加人参合前成四两半，栝楼根四两；若腹中痛者，去黄芩加芍药三两；若胁下痞硬者，去大枣加牡蛎四两；若心下悸、小便不利者，去黄芩加茯苓四两；若不渴、外有微热者，去人参加桂枝三两，温复微汗愈；若咳者，去人参、大枣、生姜，加五味子半升、干姜二两。"除了这些以外，还有大柴胡汤、柴胡桂枝汤、柴胡桂枝干姜汤、柴胡加芒硝汤、柴胡加龙骨牡蛎汤……实际也是根据"但见一症便是"和"随证加减"这两大原则而变化出来的方剂。这些方剂，下面再详加说明。

四、少阳病的兼证、夹证、变证

（一）兼证

1. 兼太阳

少阳的部位在半表，外与太阳相连，所以太阳病容易转属少阳，少阳病也往往兼有太阳未尽之邪。这样，治疗时就得太少两解。譬如小柴胡汤的加减法中，"不渴、外有微热，去人参加桂枝"，就是兼治太阳的未尽之邪。

太阳病向少阳病过渡，其残留之邪，如果不仅仅是微热，而是发热、恶寒、肢节疼痛，只加一味桂枝就不能解决问题，小柴胡汤必须与桂枝汤合用。论中的柴胡桂枝汤，就是半剂小柴胡汤，又加入半剂桂枝汤以治疗本证的复方。

2. 兼阳明

少阳的部位为半里，内与阳明相邻，所以少阳病未罢，又能兼见阳明证。

凡柴胡汤证，如果不是胁下痞硬，而是心下痞硬，或心下拘急，就是更偏于半里，更靠近阳明胃的周围。胃家受干扰，气不畅达，就常出现呕吐或下利等症。治以小柴胡汤，去人参、甘草之补，再加枳实、芍药以开心下的结气。如果还兼有大便秘结，就再加大黄。这就是主治少阳兼见阳明证的大柴胡汤。

还有，少阳病的胸胁满或呕还未消失，同时又出现潮热，其人大便黏溏不硬的，可先用小柴胡汤以治胸胁满或呕，然后以小剂量的小柴胡汤加入芒硝——即柴胡加芒硝汤，以荡涤阳明之热。

如果胸胁满而呕，其人不潮热，只是不大便的，这不是阳明实热，而是由于呕的关系，致使津液不能下达大肠，肠道干燥，因而大便不行。先不要管大便，仍与小柴胡汤，使胸胁不满，上焦得通，就可不呕。不呕就津液得下，大肠不燥。津液输布，就会濈然汗出，大便也可能正常了。如果还不大便，还可以少予调胃承气汤，令其"得屎而解。"

3. 兼里虚

小柴胡汤的作用，是枢转向外，所以也像发太阳之汗一样，必须里气充实。如果中焦太虚，荣卫不足，就得先补中，后枢转。

譬如这样一个伤寒病人：阳脉涩，阴脉弦，腹中急痛。阳脉涩，说明荣卫不充实。荣卫既然不足，气血就不能畅行，所以才腹中急痛。可与以小建中汤，建补中焦，使荣卫的化源充足，阳脉就能不涩，气血畅达，腹痛也会痊愈。弦脉主痛，腹不痛了，阴脉一般也就不弦了。小建中汤本有补中寓汗的作用，轻度外感，服后不但腹痛可以消失，就连外感，也可能自汗而解了。

但是也要估计到，弦脉也是少阳伤寒的脉象，腹痛也常是小柴胡汤的兼症。因此，在服小建中汤之后，如果阳脉不涩，而伤寒未解，阴脉仍弦，就仍当用小柴胡汤。这就是"但见一症便是"。如果腹痛未止的，也应当随症加减，用小柴胡汤去黄芩加芍药。

（二）夹痰饮

小柴胡汤加减法中的小便不利、心下悸，去黄芩加茯苓，就是兼治水饮。此外又如147条，汗下后仍"胸胁满、微结、小便不利、渴而不呕，但头汗出、往来寒热、心烦"的，这些症状，大多是少阳见证，但小便不利和渴，却是水饮内结，津液不布。这也是少阳病夹有痰饮。应当治少阳兼顾痰饮，用小柴胡汤加减：不呕，故去半夏；渴，加栝楼根以生津化痰；微结，也接近于痞硬，去大枣，加牡蛎；小便不利，是痰结，渗利已经不能解决问题，就不加茯苓，而加入干姜，同牡蛎辛咸合用，以宣化痰饮。既加干姜，就不需生姜。头汗出，是阳气郁闭太重，再加桂枝助柴胡以通阳解外。这就是治少阳病夹痰饮的柴胡桂枝干姜汤。

（三）变烦惊

前面所说的少阳中风，吐下后悸而惊，就是少阳病误下后，挫伤胸阳，火邪内扰所出现的变证。

基于同样原因，如107条，伤寒八九日不解，郁极化火，出现口苦、咽干、目眩，或胸中满而烦时，不知用小柴胡汤去人参加栝楼实以发散郁火，兼祛胸中烦热，而反下之，就能导致胸满烦惊，并挫伤三焦通调水道和少阳枢转向外的功能，以致小便不利、谵语、一身尽重，不可转侧。这样，就应以柴胡加龙骨牡蛎汤救治。

柴胡加龙骨牡蛎汤，是用小柴胡汤之半（凡治少火被郁的少阳病，柴胡汤的用量，都应当比邪结半表半里的少阳病轻些），加桂枝助柴胡以枢转少阳。加茯苓以镇心，并利小便。加龙骨、牡蛎、铅丹，镇静收敛，以治烦惊。加大黄是泻余热以治惊。本证心下不悸，故不去黄芩，并用以清三焦之火。又因本证之胸满，是火邪，不是虚寒，所以又去炙甘草。

这一变证的施治，仍然是"但见一症便是"，方药随证加减。

第四节　太阴病串解

一、太阴和太阴病

人体之阴，若从物质上来指实，就有津液、精气和荣血之分。津液来源于水谷。津液之精华，即具有营养价值者为精气。精气之更精专（精纯的意思），"行于经隧，以奉生身，莫贵于此"者为荣血。因此，阴有三阴，三阴的多少和对人体的重要性，也有差别。

太阴的意思是盛阴，亦即最多的阴，自然是指的津液了。

津液的吸取与输送，与脾和肺的关系最为密切。脾与胃有膜相连，主为胃行其津液。《素问·经脉别论》就说："饮入于胃，游溢精气，上输于脾。脾气散精，上归于肺，通调水道，下输膀胱。"又说："食气入胃，浊气归心，淫精于脉。脉气流经，经气归于肺，肺朝百脉，输精于皮毛，毛脉合精，行气于府，府精神明，留于四脏。"因此，若把太阴结合到脏腑的功能来说，就是指脾、肺而言。

由于脾气散精、脉气流经，津液被利用，人就健康无病。反之，如果脾、肺因虚寒而失职，尤其是脾气散精的功能失职，不能为胃行其津液，肠胃的水谷，就会留滞为湿，形成"腹满而吐、食不下、自利益甚、时腹自痛"等寒湿内盛的症状，这就是典型的太阴病。

太阴病的病理既然是寒湿，就和阳明病的燥热相反。二者虽然都有腹满症，但是阳明病的腹满属实，不吐不利；而太阴病的腹满属虚，自吐自利，而且越吐利越虚寒，腹满也越重。阳明病口渴，太阴病不渴。可见太阴病是阳明病的反面。即：实则阳明，虚则太阴；热则阳明，寒则太阴；燥气有余，湿气不足，便是阳明病；湿气有余，燥气不足，就是太阴病。二者是一个事物的两个方面，所以二经相表里。

二、太阴病的成因和治疗

凡在外感病中出现太阴病，病人必然是先有里寒里湿的因素，因此在出现太阴病的吐、利之先，就会有一些外感夹内湿的特殊征候。如"伤寒脉浮而缓、手足自温"就是。脉浮缓，是浮而怠缓，是表证夹有里湿的脉象。手足不热而温，是脾阳不足的表现，这仅胜于手足寒。这样，就具备了向太阴里寒变化的征兆，中医术语叫作"伤寒系在太阴"，也就是太阴伤寒。

也有脉象浮而兼涩、四肢烦痛的，烦痛是风湿相搏的表现。不是身体烦痛，而是四肢烦痛，这是湿的重点在脾，而且夹有风邪的缘故。这对比前者为阳邪，所以叫太阴中风。

无论是太阴伤寒，还是太阴中风，只要尚未出现吐利，脉象还浮，便是邪尚在表，就应当发汗。不过里阳不盛，脉又不是浮紧，便不可峻汗，只宜用桂枝汤微发其汗。发汗之后，不但表邪解了，而且也避免了外邪引起太阴吐利的出现，这实际也是"治未病"的预防措施。

伤寒系在太阴，或太阴中风，这仅仅是太阴病初期的暂时现象。其人既然平素就脾阳虚、内湿盛，所以除了脉浮缓、浮涩、手足自温或四肢烦痛以外，还必兼有小便不利、大便不实。因此，若初期失治，便能有以下几种后果：①小便不利，表邪外闭，湿气内郁，转成发黄症。②里阳渐盛，化湿有权，小便渐利，七八日后，由湿化燥，大便成硬，由太阴而出阳明。③里阳渐盛，驱湿有权，其湿不从小便而出，竟暴烦下利，日十余行。这是脾气充实，正与邪争，正气驱邪，腐秽自去的缘故。泻后湿去人安，病即自愈。④太阴中风，阳脉若由浮转微，是风邪已去；阴脉虽涩，却应指迢长，这是脾气恢复，行将化湿，为欲愈之候。⑤若里阳继续衰退，既不能驱湿，又不能化湿，又不转成发黄，那么内湿只有下趋作利的一条途径了。所以论中说："伤寒四五日，腹中痛，若转气下趋少腹者，此自欲利也。"这就形成了正式的太阴病。

太阴病除了下利以外，还会有呕吐、腹满、腹痛等症。不管这些症状是否存在，只要是"自利不渴"，就已够说明是太阴脾家虚寒，就应当温中祛寒，健脾化湿。理中、四逆辈，都是对证的方剂。

三、误治所促成的各种太阴病的治疗

把以上所述作一概括，可见太阴病包括了腹满、腹痛、吐、利等一系列症状。其宿因，是素秉寒湿；其诱因，是感受外邪；其病理，是脾虚脾寒。然而泛论一下太阴病，这些症状，有时只出现其中之一，而不必悉具。其成因，有的出于误治，而不是素秉寒湿；其病理，有的是脾实，而不是脾虚脾寒。因此，除了以上所说的典型的太阴病之外，还需要介绍一下另外一些常见的太阴病。这在《伤寒论》中就有：

29 条："伤寒脉浮，自汗出，小便数，心烦，微恶寒，脚挛急，反与桂枝汤欲攻其表，此误也。得之便厥、咽中干、烦躁、吐逆者，作甘草干姜汤与之，以复其阳……"

这是误汗伤脾阳，出现厥和吐逆的太阴病，故用甘草干姜汤温中回阳。

76条："发汗后，水药不得入口为逆，若更发汗，必吐下不止。"

这与上条病因病理基本相同，轻的用甘草干姜汤，重的用四逆汤。

91条："伤寒医下之，续得下利，清谷不止，身疼痛者，急当救里；后身疼痛，清便自调者，急当救表。救里宜四逆汤，救表宜桂枝汤。"

救里，就是救的太阴。

66条："发汗后，腹胀满者，厚朴生姜半夏甘草人参汤主之。"

这是汗伤脾阳，太阴气滞，腹胀满为主症，所以用厚朴生姜半夏甘草人参汤健脾导滞。

279条："本太阳病，医反下之，因而腹满时痛者，属太阴也，桂枝加芍药汤主之；大实痛者，桂枝加大黄汤主之。"

这是太阳病误下，气血内陷，致使脾络郁滞不通所致。气血凝滞在腹内肠外的脉络，是全腹部弥漫性疼痛，不局限在脐周围，按之也决无硬块。轻的由于脾络时通时阻，痛亦时作时止；重的则能持续作痛，痛而拒按。前者可用桂枝加芍药汤，以桂枝汤和荣卫，倍芍药以破阴结、通脾络；后者因芍药破结之力太轻，再加入少量的大黄，即桂枝加大黄汤，以破血行郁。

以上这些，或表现为厥，或表现为吐，或表现为利，或表现为腹胀满，或表现为腹满痛，有的是气滞，有的是血滞，有的属虚，有的属实。但是病机都在于脾，就都是太阴病。

第五节　少阴病串解

一、少阴和少阴病

少阴，是阴气较少的意思。人体内有营养成分的精气，来源于津液，而又少于津液，所以在医学上就把津液和与津液活动有关的脾和肺，属于太阴；而把精气和与精气相关的心和肾，属之于少阴。

精气从形迹上说，是属于水，藏于肾的。精气又是热能的物质基础，通过心可以转化为热能。热能从性质上说，属于火，而火又是心之所主。因此，少阴就代表了心、肾，而且水中有火，具有水火二气的妙用，对于人体的健康来说，起着极为重要的作用。

水火二气之所以重要，一方面是因为二者能相辅相成，另一方面，也因为二者相互制约。在正常情况下，精气支援心脏，转化为热能。心脏发挥其热能，反过来又促进肾脏对于精气的吸取、储藏与转化，这就是相辅相成。相辅相成，生生不息，人也就体魄壮健，精神饱满，健康无病。另一方面，肾水上承，能使心火热而不亢；心火下交，能使肾水行而不泛，这就是相互制约。相辅相成，促进了健康的发展，相互制约，又避免了病态的出现。这在医学上叫作"心肾相交""水火既济"。

反之，如果水火两虚，不相促进，精不足，热能也不足，就会体力疲惫不堪，精神萎靡不振，这叫心肾两虚。或者肾水独虚，不能上济，心火就会炽张无制，以致心烦不眠；若心火独虚，不能下交，又会水邪泛滥，出现吐利、厥冷等。这些就叫作"火水未济""心肾不交"，都是少阴的病态。

凡少阴病，都是里病。但是少阴的精气与热能——即水与火，不但在体内起到作用，而且也支援了体表之阳，就像《素问·生气通天论》所说的那样：阴藏精而起亟，阳才能卫外而为固。所以少阴水火不虚，则太阳之阳必盛；心肾两虚，则太阳之阳必衰。可见体表和体内，是不可分割的一个整体，少阴实际是太阳的底面。健康时，热能活动在体表，就是太阳；活动在体内，就是少阴。受邪后，热能充实，反应为表热，就叫太阳病；热能不足，反应为里虚，就叫少阴病。太阳和少阴，是一个事物的两个方面，所以二经相表里。

二、少阴病的分类和治疗

如上所述，少阴病的病情，既然有水火两虚和水虚或火虚的不同，因而其临床表现和治则也就不同。另外，少阴病也是由外感所引起，所以也往往会有一段表证期。因此，下面分为表证、水火两虚证、火虚证、水虚证四种类型来叙述。

（一）少阴表证

少阴表证，实际是少阴里证的前驱期。由于少阴病都是虚在太阳的底面，所以其前驱期也一般地只是恶寒而发不起热来。不过少阴病也是外邪所引起，外邪总是会郁闭肤表之阳的——即使是很不充实的阳也罢，所以也可能出现较轻微的发热。不过这种热，由于没有少阴水火的充分支援，所以不但热的程度较轻，发热的时间也不可能持久，同时，脉搏也必浮不起来而出现沉脉。这就是少阴表证的特点。

"上工治未病"。当已经出现了少阴病的前期征兆时，就应当及时救治，以预防其发展为里证。无热恶寒、脉沉的，急温之，宜四逆汤。发热、脉沉的，当发汗兼温经。初得时，可用麻黄附子细辛汤。若延至二三日，其热必更轻，但只要还未出现里证，就仍当发汗。可改用麻黄附子甘草汤微发其汗。

（二）水火两虚证

少阴病的前驱期失治，就会出现里证。其中水火两虚证，就是最典型的少阴病。

水火两虚，就是精气和热能两不足。病人必体力疲惫、精神萎靡、畏寒踡卧，表情淡漠。脉搏也会由于精气不足，不能充实而脉管细小；热能不够，心脏搏动无力而弹力微弱。论中说："少阴之为病，脉微细，但欲寐也。"就是这种严重病情的简要描述。

水火两虚尤其明显地表现在病人脉微和"自利而渴"上。脉微、自利，就是火虚，"而渴"就是精虚。因为这种渴，不是有热，而是精虚饮水自救，所以只欲热饮，饮亦不多，而且小便清白不赤。

水火两虚到了自利、脉微、饮水自救的程度，是够严重了。根据阳生阴才能长的道理，急当温肾通阳，予以白通汤。方以附子暖下焦，干姜温中焦，葱白温通上下内外，疏通水火升降的道路。下焦有了热能，就会蒸发阴精腾达，水火相交，使病情脱离险境。

本证有寒凝过重，服白通汤反格拒不能吸收，出现厥逆、无脉、干呕、心烦的，可于本方中加入猪胆汁、人尿以开格拒。

除了上述情况以外，还有久病久利，出现脉微涩、呕而汗出、屡屡入厕而所下甚少的，也是到了水火两虚的程度。火虚就下利、脉微，水虚就脉涩、所下甚少。屡屡入厕，又呕而汗出，阴阳已有离决之势。这样的危证，虽宜温通，但脉象已涩，阴精将竭，就不宜再用燥烈伤阴的干姜附子，可改用温灸升阳法：温其上，灸百会。

以上的水火两虚证，都是阴阳将竭的危证，必须随时观察，麻痹不得。

（三）火虚证

火虚证和水火两虚证，都是少阴里寒证。不过水火两虚证，已涉及肾精根本告竭，脉微细或微涩，病情严重。而火虚证只是心火不足，肾水尚有回旋余地，所以是下利不渴，脉多沉迟、沉紧，而不是微细、微涩。这实际是太阴病的进一步发展。太阴里寒证和少阴火虚证，二者之间，没有本质上的差别，其区别就在于：虚寒还局限在消化道局部时，就叫太阴病。当虚寒发展为全身性症状，如手足厥逆、恶寒蹓卧时，就算少阴病。所以这样的少阴病，仍可采用太阴里寒诸方。譬如四逆汤吧，方中的炙甘草、干姜温太阴，附子才兼温少阴。

四逆汤的作用，主要是温太阴，因此用来治少阴病，就有其局限性。譬如火虚的程度，已出现全身性症状，而且又较为严重的时候，就显得病重药轻，必须改用通脉四逆汤。这些全身性的严重症状有：一是脉微欲绝，二是四肢厥逆反周身汗出，三是格阳外热，身反不恶寒。这些症状，只要出现其中之一，就表示阳气即将渐灭，或即将脱散，就必须改用通脉四逆汤——即四逆汤倍干姜，并加大附子的用量，以急追亡阳。

火虚证既然与太阴里虚证没有本质上的差别，所以少阴火虚就能兼有脾虚夹湿，甚至土不制水，形成水气等症状。这样，在温肾的同时，又当健脾以化湿、制水。譬如"少阴病，口中和，背恶寒者"是阳虚湿停，湿遏胸阳，所以背恶寒。又如"少阴病，身体痛，手足寒，骨节痛，脉沉者"也是肾阳虚兼脾湿。手足寒、脉沉，是阳虚；身体痛、骨节痛，就是气血被寒湿所阻。二者都当治以附子汤。方以参、附补阳，苓、术化湿，加芍药是为了化湿而不伤阴。为了迅速开通胸阳，前者还可于背部膈俞穴，加以灸法。

脾肾阳虚过重，不但能形成湿，而且还能形成水气。水气和湿的区别是：有呕、吐、下利、小便不利等症状的就叫水气，没有这些症状的就叫湿，二者也只是程度上的不同，没有本质上的差别。因此，治疗上也和附子汤一样，都用附子、苓、术和芍药，所不同的是，治水气不用人参之补，却加生姜散水，方名也取镇水之意，改称真武汤了。

（四）水虚证

水虚证是少阴病的变型，是水虚火不虚，所以脉象不是微细、沉迟、沉紧，而是沉细而数。由于是水不上承，心火独炽，所以舌赤少苔、心中烦、不得卧。当补水泻火，以黄连阿胶汤主之。方以苓、连泻心火，阿胶、白芍、鸡子黄填精补水。水虚证在《伤寒论》中属于少阴中风。旧注认为是阳邪从心火而化热，所以称为少阴热化证，而把以上的水火两虚证和火虚证，称为少阴寒化证，认为是阴邪从肾水而化寒。只讲从化，不讲水火的制约关系，说服力不大。

三、少阴的经络病及其他

手少阴心的经络上挟咽，足少阴肾的经络循喉咙，所以邪中少阴的经络能出现咽痛。

咽痛当根据其红肿疼痛的程度，采用不同的方剂。"二三日，咽痛者"最轻，可与甘草汤清火解毒。"不差者"必已兼肿，予以桔梗汤。若"咽中伤、生疮、不能语言、声不出者"，与以苦酒汤，清润收敛，兼祛痰涎。若红肿闭塞，病情严重的，用半夏散及汤，清痰开结。

以上这些咽痛，并不伴有少阴里证，所以旧注称为客邪中于少阴经络。此外，又有不是客邪，而是由于下利，导致津液下脱，虚热循经上逆的。足少阴脉，循喉咙、挟舌本，其支者，从肺出络心，注胸中。所以虚热上逆，能出现咽痛、胸满、心烦诸症。既然是虚热，就禁用芩、连、栀、柏等苦寒伤阳、苦燥伤阴的药物，当以凉润善补的猪肤汤主之。

少阴的经脉络小肠，寒湿如果郁滞在小肠，又能出现下利带血和白冻似脓的症状，当固肠燥湿，予桃花汤。由于病灶在少阴的经络，所以也可以用针刺的方法，以泻经络之邪。

以上的咽痛、便脓血，虽然不是心肾水火本身的关系，但都与少阴的经络有关，所以也都是少阴病。此外，有的根本不是少阴病，却出现了一些吐、利、厥冷等少阴症状，应当通过现象看本质，不要滥用回阳补水诸方。譬如寒浊阻塞胸膈、吐利厥冷、烦躁欲死的，是吴茱萸汤证。阳被湿郁，四逆、腹痛、泄利下重的，是四逆散证。燥屎内结，口燥、咽干、自利清水、腹胀不大便的，是大承气汤证。痰结胸中，手足寒，脉弦迟，温温欲吐，复不能吐的，是瓜蒂散证。湿热内扰，下利、咳而呕、渴、心烦不得眠的，是猪苓汤证。这些都不是真正的少阴病。

第六节　厥阴病串解

一、厥阴和厥阴病

厥阴又称一阴，意思是三阴中的最后，其阴气于三阴中为最少，因此《素问·至真要大论》称为"两阴交尽"。但是阴阳是互为消长、互为进退的，两阴交尽之际，就是一阳初生之时。因此《素问·阴阳类论》说："一阴至绝，作晦朔。"由晦到朔，这很形象地刻画出厥阴是阴阳的转折点，涵有阴尽阳生、阴中有阳之义。

把阴中有阳结合到人体，最适合于说明肝和心包二脏。因为肝和心包，都藏相火，正是阴中有阳。阴中之阳，贵在敷布，贵在条达，尤其贵在生生不息。心包能敷布，肝气能条达，同时又生生不息，此阳即为生气勃勃之少阳。反之，如果不能敷布，不能条达，此阳就会内郁而成邪火，出现气上撞心、心中痛热的上热下寒证。另一方面，此阳既郁，就只能向内，不易向外。还有的，阳虽然不郁，却只消不长，不能生生不息，这又都会出现手足厥冷或厥热往来。上热下寒和厥热往来，既属于肝和心包的病理状态，又都可以用阴中有阳或阴尽阳生来说明，所以都是厥阴病的特征。

在正常的健康情况下，阴和阳也总是互为消长、互为进退的，这说明人体内的阴和阳，从来也没有绝对稳定的平衡，而是在不断地进行调整，使之达到相对的平衡。相对的平衡了，人也就不出现症状。这种调整活动，在医学上归纳为厥阴和少阳的作用。譬如按阴尽阳生这一转化过程来说，阴尽之前，还属厥阴；阳生之后，就属少阳。又如按阴阳消、长、进、退的现象来说，消属于厥阴；长就属于少阳；阳气进而向内，属于厥阴；退而向外，就属于少阳。在病情表现方面，同样也是如此。上热下寒，厥热往来，重点在内，就属于厥阴病；胸胁苦满，寒热往来，重点半在外，就属于少阳病。因此可知，厥阴病和少阳病，都是相火病，只是表现的形式不同罢了。临床上常见到：少阳病进，就成为厥阴病；厥阴病退，也可能转成少阳病。从病理现象推知生理现象，都说明厥阴和少阳是一个事物的两种不同的表现。所以二经相表里。

二、厥阴病的分类和治疗

厥阴之脏既然是肝与心包，所以肝或心包病的各种不同症状，就是厥阴病的不同类型。《灵枢·经脉》云："心包主脉所生病者，烦心、心痛。"又说："是主肝所生病者，胸满、呕逆、飧泄。"现根据这些症状，把厥阴病分为以下几个类型。

（一）消渴、心中痛热

326条："**厥阴之为病，消渴，气上撞心，心中痛热，饥而不欲食，食则吐蛔，下之利不止。**"

这是典型的厥阴病，是上热下寒证。心包不能敷布心火，风煽火炽，独盛于上，所以心中痛热，焦灼挛急。厥阴之阴，本来就少，又被火灼，所以舌红少苔，渴思饮水，随饮随消，形成消渴。水虚不能涵木，肝气又因风而动，必气上撞心，凌胃克脾，饥而不欲食，食即呕吐。火炽于上而不下达，肝气又上逆，所以膈上虽然有热，而膈下已隐伏着无形之寒。病人如有蛔虫，就可能趋向膈上，随吐而出。这一系列症状，实际包括了肝的所生病和心包主脉所生病，所以是最典型的厥阴病。

本证的心中痛热，是阴虚火炽，不是实热，所以禁用下法。如果误用了下法，必上热不除，下寒又起，以致泄利不止。本证的适应方剂是乌梅丸。乌梅之酸能补肝体，生津止消渴；细辛、桂枝之辛疏肝用，兼散外邪；连、柏清膈上已现之热；椒、姜温膈下隐伏之寒；人参益气、安五脏；当归益血、养肝阴。使热清寒解，肝气条达，心包敷布，诸症自然消失。

本证当相火内郁时，其脉必不浮。如果脉象微浮，便是风火有出表之意，不治亦可自愈；不浮，就仍是未愈。本证呈现出风煽火炽之象，所以论中所说的厥阴中风，当是指本条而言。

（二）热利下重

371 条："热利下重者，白头翁汤主之。"

373 条："下利欲饮水者，以有热故也，白头翁汤主之。"

这是热邪中于肝经，肝气不能疏泄，挟胆火下迫大肠所致。以白头翁汤清肝胆之火，止湿热之利。

（三）干呕、吐涎沫

378 条："干呕、吐涎沫，头痛者，吴茱萸汤主之。"

这是寒邪中于肝经，不能化热，肝气挟寒邪上逆而成。肝脉与督脉会于颠顶，所以寒邪又能冲头作痛。当温肝降浊，吴茱萸汤主之。

（四）胸胁烦满、嘿嘿不欲食

339 条："伤寒，热少微厥、指头寒、嘿嘿不欲食、烦躁。数日，小便利色白者，此热除也；欲得食，其病为愈。若厥而呕，

胸胁烦满者，其后必便血。"

这段说明厥热进退。指头寒，是热微厥亦微。厥是要变化的，若于数日之后，小便清利色白、思食，为热除，厥必自退而愈。若数日之后热不除，指头寒发展为手足厥，心烦发展为烦而且躁，不能食发展为呕吐，发展为胸胁烦满，就是热深厥亦深，必须用下法，如大柴胡汤之类。失治就有热盛灼阴、出现便脓血的可能。

以上四条说明：厥阴病有风煽火炽的，也有风中挟寒的。特点是上热下寒或厥热往来。症状多表现为胸满、呕逆、飧泄、烦心、心痛。尤其值得注意的是：厥阴病中的消渴症，绝不见于太阴病和少阴病，便血一症，也仅见于少阴病移热膀胱，而在厥阴病中，便脓血、吐痛脓，却屡见不鲜。为什么？这是因为，三阴虽然同出一源，但太阴是盛阴，主津液，故自利不渴；少阴之阴较少，主精气，精液不足，虽然也能出现渴，但决不至于消渴。只有厥阴之阴主荣血，是精微中之精微，少而尤少，所以病至厥阴，就不仅是渴，而且消渴，且常出现化痛脓、便脓血这样的变证。

三、伤寒上热下寒诸证和治法

以上所说的上热下寒和厥热往来，都是厥阴病的特点，但是这两个特点，决不限于厥阴病本身，在好多情况下都能出现。这里把伤寒病中不属于厥阴病的上热下寒诸证，列举于下，以便互相启发，互相印证。

（一）蛔厥

手足厥冷并呕吐蛔虫的，叫作蛔厥。古人认为，蛔虫上行入膈，是避寒就温；蛔上入膈，又常使人心烦；乌梅丸中寒热药并用，治蛔厥效果又很好，所以认为蛔厥就是上热下寒证。实际是，乌梅丸不仅适用于上热下寒证，还有安蛔的作用，近来常用以治胆道蛔虫，就是证明。但在上热下寒的病人，如果又经常吐蛔，或虫入胆道，用乌梅丸就更为理想。

（二）久利

下利不一定是上热下寒。但是久利不止，就有可能使津脱于下，热炽于上，促成上热下寒证。乌梅丸能清上温下，坚阴止利，散寒通阳，最适用于久利所导致的上热下寒证。

（三）寒格

359条："伤寒本自寒下，医复吐下之，寒格，更逆吐下。若食入口即吐，干姜黄芩黄连人参汤主之。"

寒格，是内寒格拒、食不得入的意思。本证和下面的"泄利、唾脓血"，都是治疗不当而促成的上热下寒证。干姜黄芩黄连人参汤，就是清上温下的方剂。

（四）泄利、唾脓血

357条："伤寒六七日，大下后，寸脉沉而迟，手足厥逆，下部脉不至，喉咽不利，唾脓血，泄利不止者，为难治，麻黄升麻汤主之。"

大下后出现手足厥逆、泄利不止，就是下寒。喉咽不利、唾脓血，就是上热。麻黄升麻汤，除麻、桂通阳，归、芍、葳蕤养阴和血之外，更以知母、黄芩、天冬、石膏协同升麻清上热，以治喉痹肿痛；干姜协同茯苓、白术温下寒、补脾土，以治泄利不止。

除了上述几例以外，还有 173 条："伤寒胸中有热，胃中有邪气，腹中痛，欲呕吐者，黄连汤主之。"这也是上热下寒证。方以干姜温腹中之寒，黄连清胸中之热，并以桂枝解表，半夏止吐，参、草、大枣扶正祛邪。本证虽然也是上热下寒证，但只是腹中痛，未出现飧泄；欲呕吐，不是呕逆；并且也没有出现手足厥逆的症状，就没有与厥阴病相对比的价值，所以未收入厥阴篇。

四、诸厥及厥热往来

厥和厥热往来，也和上热下寒证一样，常见于厥阴病，却不一定就是厥阴病。

这里重温一下厥和厥热往来的病因和病理，是必要的。

前已说过，厥阴是阴阳的转折点，转折点也就是顺接点。因为在逝者为转折，在来者就是顺接。阴阳的顺接，系指其不断地消、长、出、入而言。譬如两阴交尽，接着一阳又生；或者阳入于里，接着又能出于外，消而又长，能内能外，便是阴阳气相顺接，就不厥。反之，若寒邪深重，阳气消而不长；或者热邪内结，阳气内而不外，便是阴阳气不相顺接。阴阳气不相顺接，就要手足厥冷，就叫作"厥"。

厥的病理，既然有热结于里，阳气内而不外的，又有寒邪深重，阳气消而不长的，所以就有热厥和寒厥之分。下面把一些不是厥阴病，但也有胸满、呕逆、烦心、飧泄这类的症状，并且也能出现厥和厥热往来的，分为热厥和寒厥两类，加以介绍。

（一）热厥的证治

热厥既然是热邪深入，阳气结聚，所以热深厥也深，热微厥也微，有的仅仅是指头寒。若热邪向外，又能手足转热，形成厥热往来。

热厥的特点是：手足虽冷，而体温却高，即使热深厥深时，心窝部也较正常为热，并且常有舌绛、苔燥、小便赤涩、大便秘结等里热的症状。热厥的治则是或清或下，忌发汗。如果发汗，不但不能退热，反更伤其阴，或迫使热邪上窜，出现口伤烂赤。

伤寒常见的热厥有：①伤寒，脉滑而厥的，是里有热，宜白虎汤清之。②病者手足厥冷，脉乍紧，心中满而烦，饥不能食者，是痰结在胸中，当须吐之，宜瓜蒂散。③下利后更烦，按之心下软者，为虚烦，宜栀子豉汤。④下利、谵语、腹满，是热结旁流，宜小承气汤下之。

以上诸证，热深时厥亦深，热微时厥亦微，热邪向外，又能不厥。既然是热邪在里，就当以里证为主，只要里证存在，厥深时用这样的方剂，厥回时也用这样的方剂。上面的栀子汤和小承气汤两例，原文都未提到厥，不是不能出现厥，是因为在治疗上，厥进时和厥退时没有差别，所以就没有提出的必要。

（二）寒厥的证治

寒厥是阴寒极重，阳气大衰所致。寒重厥也重，寒轻厥也轻，阴极阳生，又能不厥。阳回太过，还会手足发热，以至伤阴灼血，出现化痈脓、便脓血等变证。

寒厥多与下利并见。寒盛时，厥而下利、不能食；阳回时，厥退、利止、能食。寒厥的体温，必低于正常，不渴、小便清，常恶寒踡卧。治疗原则与热厥相反，应温忌下，治同虚家。

兹将《厥阴篇》中虚寒诸厥，综合介绍如下。

1. 血虚、表寒及里寒诸厥

（1）手足厥寒，脉细欲绝。此为血虚表寒，当益血通阳，当归四逆汤主之。若其人内有久寒，例如冷结在膀胱、关元，小腹满，按之痛者，宜当归四逆加吴茱萸生姜汤主之。

（2）手足厥寒。不是脉细欲绝，而是脉促，这是阳虚表寒，可灸之。

（3）脉濡、脉虚复厥者。此亦血虚表寒，当归四逆汤可以酌用。

2. 水饮及呕哕诸厥

厥而心下悸者，宜先治水，当服茯苓甘草汤。水去阳通，厥即当回，厥不回，再治厥。有因大吐大下之后，胃中虚冷，复予之水，因致哕的，注家们主张用理中汤加丁香、柿蒂主之。呕而脉弱，小便复利，身有微热见厥的，阴阳有分驰之势，应以回阳为主，四逆汤主之。

3. 厥而下利

厥而下利，是阴寒极盛。但是人的元气，有最后挣扎搏斗的力量，所以也有可能阴尽阳生，厥退利止。不过阳气最后的挣扎，已极勉强，病情极不稳定，也可能热退厥进，又复下利。因此，对于寒利的诊断和治疗，可综合为以下三个方面。

（1）厥利并见时。就是少阴病，当温里回阳。四逆汤、通脉四逆汤、四逆加人参汤等，都可选用。

（2）厥退热回时。是阴尽阳生，但病情尚不稳定，当结合脉证观察如下。

①微热、微渴或微似有汗，为阳回，必利止自愈。

②脉数者，是阳回太过，利亦当止。但在久利伤阴的情况下，阳回太过容易伤阴灼血。所以利虽止，却出现咽痛的，是热

邪上蹿，必喉痹；若脉数而利仍不止，咽又不痛，是热邪下窜入肠，必便脓血。便脓血者，其喉不痹。

③下利，寸脉反浮数，尺中自涩者，必便脓血。脉沉弦者，必下重；脉大者，为未止；脉微弱数者，为欲自止。

（3）厥回无望者死。如手足厥冷，治之仍不温者；下利无脉，灸之，脉仍不还者；阳气脱散，汗出不止者；下利日十余行，真脏脉见，脉反实者；躁不得卧者；以及脾胃极寒而反能食的除中证等。这些，过去都认为是必死之证。就是现在，见到这些症状，也必须特别注意，麻痹不得。

总而言之，凡伤寒病至最后的严重阶段，观察其厥热进退，在没有现代化诊断仪器的情况下，是有重要意义的。临床经验证明：厥热平者必自愈。厥少热多者，当愈，但也有热太过而化痈脓、便脓血的可能。厥多热少者是病情加重。但厥无热者病危。

以上诸厥，虽然并不都是厥阴病，但病已到了最后阶段，伤阴又到了伤血的程度，都有"两阴交尽"之义，所以收在厥阴篇里最为理想。

伤寒方古为今用

应该怎样学习《伤寒论》，前面虽然讲了不少，但这只是讲了一半，而且是不重要的一半。其真正重要的一半，则在于如何灵活地运用于临床。因此再介绍一些临床运用《伤寒论》理法方药的医案，以作启发。

这些医案，是根据以下几条标准选择的：①尽量采取新医案。凡以前文献资料中记载过的，杂志刊物报道过的，读者可自己去检阅，本书一般不录用。②医案必须是有启发性的。凡用伤寒方，所治的症状，正好和《伤寒论》中各该方所主治的症状相同，譬如用麻黄汤治了个太阳伤寒，用桂枝汤治了个太阳中风，没有突出的特点，没有启发的价值，这样的医案不录。只有汤证虽然在《伤寒论》中讲过，但这些症状是容易被人所误诊、所忽视的，仍要采入本书。③必须能突出说明是伤寒方的功效的。因此，凡中西药用的太杂，这样的医案不录。用药虽然不杂，但所用的伤寒方，药物加减太多，失去原方的意义，对原方的功效说服力不大的，一概不录。④必须突出用伤寒方的灵活性。因为本书医案的选择，不是为了介绍什么方能治什么病，而是让人们通过医案的学习，能由此及彼，举一反三，在临床上能有新的发现，做出新的成绩。如果真正能够达到这一点，即使医案在某些方面不够完整，也要尽量收入本书。

一、五苓散治验

（一）尿崩

王某，男，7岁，茌平县人，于 1975 年 7 月 12 日，来省中医院门诊。患儿多饮多尿，在当地医院曾检查尿比重为 1.007，诊断为尿崩症，治疗无效，遂来济南。经余诊视，神色脉象，亦无异常，惟舌色淡，有白滑苔，像刷一层薄薄不匀的糨糊似的。因思此病可能是水饮内结，阻碍津液的输布，所以才渴欲饮水，饮不解渴。其多尿只是多饮所致，属于诱导性的。能使不渴、少饮，尿量自会减少。因与五苓散方：白术 12g，茯苓 9g，泽泻 6g，桂枝 6g，猪苓 6g（按公制计量单位，1 钱折合 3g，下同）。水煎服。

上方共服两剂，7 月 14 日其家长来述，症状见轻，又与原方两剂，痊愈。（李克绍医案）

（二）湿疹

国某，男，64 岁，社员，阳谷县石门宋公社国庄大队人。于 1975 年 3 月 16 日就诊。

病人两上肢及颈项部患湿疹，已两年多，虽迭经治疗，服中西药甚多，疗效不显，时轻时重。本次发作已月余，症见两上肢及颈部密布粟粒样疹点，渗水甚多，点滴下流，轻度瘙痒，身微恶寒，汗出较多，口干饮水，大便正常，小便略黄，舌苔薄白，脉濡缓略浮。证属阳虚不能化气利水，湿邪郁于肌表，津液但能向上向外，外出皮毛，而通调水道的功能迟滞。治宜温阳化气利水，药用五苓散方：茯苓 15g，桂枝 9g，泽泻 9g，白术 9g，苡仁 24g（代猪苓）。水煎服。3 剂。

3月19日复诊：病人服第1剂后，患处渗水即明显减少，全身出汗亦基本停止。恶寒消失，口干减轻。此是阳化水降，原方再服3剂。

一年后随访，未见复发。（谷越涛医案）

【原按】湿疹在中医学文献中未见有此病名，对其论述，散在于"癣""疮""风"等范围内。其病因病机，一般多由于风、湿、热客于肌肤而成。急性湿疹以湿热为主，慢性湿疹多因病久耗血，以致血虚生燥生风，肌肤失养所致。而本例之病机则是由于阳虚不能化气利水，不能"通调水道，下输膀胱"，津液但能上行外泛，郁于肌表，从皮毛作汗，或从患处渗出水液。气机不降，则患处渗水不止，故前虽迭用祛风利湿止痒之剂，终未见效，以致缠绵不愈。五苓散对人体的水液代谢失调有良好的调节作用，故虽不用祛风利湿止痒之品而诸症均除，此不治而治之法，体现出中医"异病同治"的原则和辨证论治的重要性。

【编者按】论中141条有服五苓散以除心烦、解皮粟的记载。皮粟，俗称鸡皮疙瘩，该条皮粟的形成，是由于当汗不汗，反以冷水噀灌，致使将要作汗的汗液，被冷水所激，不得外出，反郁于皮肤的汗孔中所致。五苓散能外通腠理，下达膀胱，通行三焦，化气行湿，所以用之有效。本案的湿疹，虽然在表现上与皮粟不同，但都是湿郁肌表，五苓散能解皮粟，就应想到能消湿疹。伤寒方应用万殊，理本一贯，关键问题是要举一反三，灵活运用。上案方药对证，按语分析详明，确是佳案。

【又按】《伤寒论》中用五苓散的有以下几种症状："脉浮，发热，渴欲饮水，小便不利者"，"水入则吐者"，"伤寒汗出而渴者"，下后"心下痞，其人渴而口燥烦，小便不利者"，霍乱"热多欲饮水者"，《金匮要略·痰饮咳嗽》"瘦人脐下有悸，吐涎沫而癫眩者"。连同以上两案，都说明五苓散对于人体的水液代谢，有明显的促进作用。由于本方的药性稍偏于温，所以凡由于水液代谢失调所形成的各种症状，而又宜于温性药的，都可以考虑应用本方。

二、小柴胡汤治验

低热 张某，男，50岁，济南精神病院会计。1973年初夏，发低热，在楼德治疗无效，返回济南。西医检查，找不出病因、病灶，每日只注射盐水、激素等药物，治疗2个月，仍毫无效果。该院西医大夫，邀余会诊。病人饮食二便，均较正常，只是脉象稍显弦细，兼微觉头痛。《伤寒论》云："伤寒脉弦细，头痛发热者属少阳。"因与小柴胡汤原方，其中柴胡每剂用24g，共服2剂，低热全退，病人自觉全身舒适。该院医师有的还不相信。结果过了3天，病人病愈，已能上班工作。（李克绍医案）

【按】《伤寒论》云："伤寒、中风，有柴胡证，但见一症便是，不必悉具。"注家往往把这个"一症"，局限于"往来寒热""胸胁苦满""嘿嘿不欲食""心烦喜呕"这几个症状上，并称之为柴胡四大主症。临床除了见到这四大主症以外，很少有想到用小柴胡汤的。却不知论中还有一条更为重要却容易被人所忽略的原则是："伤寒脉弦细，头痛发热者属少阳。"为什么这是属少阳呢？因为外感发热，总离不开三阳，头痛、发热是三阳共有的症状，属太阳就应当脉浮，属阳明就应当脉大，如果脉不浮不大而弦细，排除了太阳和阳明，就理所当然地属少阳了。少阳脉的弦细，不一定是沉细弦劲，临床证明，只要够不上太阳之浮，阳明之大，而又指下端直有力，就算弦细，这一点临床时往往也容易忽略过去。至于柴胡，刘完素称："……散肌热，去早晨潮热、往来寒热、胆瘅、妇人产前产后诸热。"足见其可以广泛应用于多种原因的发热。正由于这样，所以治太阳发热，可加入羌活、防风，治阳明发热，可加入葛根、白芷，有人运用小柴胡汤灵活加减，治疗一切外感表热证，就是对于本条深有体会的缘故。

三、四逆散治验

（一）肝郁腿痛

李某，50岁，农妇，住阳谷县石门宋公社国庙大队，于1974年5月27日就诊。

主诉：两腿疼痛，酸软无力，渐至不能行走，已月余。

病情经过：病人于1个多月前，因恼怒出现脘腹串痛，时轻时重，并觉两腿烦乱不适。经针刺、服西药两天后，腹痛止，但两脚转而感觉酸痛，并逐渐加重。腿痛的情况：两膝关节阵痛，右侧较重，并有凉感。两小腿烦乱不适，有时肌肉跳动，腿痛有时有牵引腰两侧向内陷的感觉。手足有时觉凉，背微恶风。近几天腿痛烦乱加重，竟至转侧困难。难以入睡，经常彻夜坐着。饮食锐减，面色萎黄。舌质略红，苔薄白，二便正常。左寸脉弦，关脉弦滑，尺脉弱，右脉弦细。

分析：本病人症状虽似复杂，但脉象突出是弦脉，尤其是病发生在恼怒之后，这都重点说明是肝气内郁。其所以腿痛烦乱，也正如傅青主所说："手足，肝之分野……盖肝木作祟，脾不敢当其锋，气散于四肢，结而不伸，所以作楚。"治宜疏肝解郁，宣散气血。方用四逆散加味：柴胡9g，白芍6g，枳实9g，怀牛膝9g，甘草9g。水煎服1剂。

5月28日复诊：昨日傍晚服头煎后，当夜两腿烦乱的感觉消失，肌跳、疼痛均止，余症亦明显减轻，精神、食欲亦有好转。继与上方一剂。

5月30日三诊：昨晨空腹服第二剂次煎后，呕吐黏痰甚多，呕后感觉全身轻松，今日已可不用拐杖自行一段路。食欲增加，足凉、背恶风均较前减轻。病人甚为高兴，并言过去两小腿皮肤有刺激样发热感觉，向忘言及，现亦减轻。这更说明过去是肝郁气滞，致使相火不能周流敷布，郁于下肢。现热感消失，是肝气已经条达的缘故。舌色正常，两手脉已转缓，尚略沉。又处方：上方加黄柏6g，水煎服1剂。

5月31日四诊：两腿灼热感已基本消失，睡眠、饮食均佳。今日右膝部及右上肢自肩至肘处轻微作痛。病机未变，仍与上方一剂。

6月5日五诊：右膝及右上肢疼痛消失，已无其他痛苦，惟觉行走乏力。仍与上方一剂。

6月8日六诊：诸症完全消失，今日可行走较远，惟胃脘略满。治宜燥湿清热，健脾和胃，佐以疏肝理气。处方：苍术9g，川朴9g，橘红9g，茯苓12g，黄芩9g，木通3g，柴胡9g，枳实6g，甘草3g。水煎服两剂。

8月18日随访：药后诸症均除，已能料理家务。（谷越涛医案）

（二）发作性精神痴呆症

胥某，男，49岁，阳谷县大布公社某大队干部，于1977年4月2日就诊。

因郁怒引起精神痴呆症反复发作已2年。每发作前，自觉有气自心下上冲至咽喉，遂即口不能言，体不能动，但心中尚能明了。发作后可能移时即恢复正常，也可能持续几分钟。每日可发作一二次，也可能间隔 5~20 天发作一次不等。发作将止时，病人有吐出大量痰涎的幻觉，精神遂即清爽。发作过后，可持续有头痛的感觉达半天。曾到省、地医院检查，按癫痫治疗，久服西药，未见效果，服中药百余剂，亦未取效。

病人常感身冷、手足凉，胃脘略觉胀满，心烦，口干能饮，饮食尚可，二便正常，舌质红，苔黄厚，脉沉弦有力。

证属肝郁气滞，胃失和降，湿热内蕴，气机不宣，迫使胃气冲逆，壅塞清窍，遂致如癫痫样发作。宜宣解郁滞，使肝气条达，冲气自易下降。宜四逆散加味。处方：柴胡 9g，白芍 9g，枳实 9g，草决明 12g，生赭石 18g，半夏 9g，甘草 3g。水煎服。

方中草决明有较强的疏肝行气作用，再佐以赭石、半夏降冲和胃。此三药只有在四逆散疏肝解郁的配合下，才能起到平冲降逆的作用，如果没有四逆散的疏解条达，只知平冲降逆，不仅无效，必激起反作用而冲逆更甚。病人以前也曾服过大剂量赭石之类的药物，但始终无效，其原因就在这里。

4 月 7 日二诊：上方共服 5 剂，病未再作。自病后从未矢气，此次药后却腹中作响，觉有气下行，并多次放出矢气。舌苔仍黄厚，知胃气虽已下行，但湿热未消。上方再加苍术 9g，橘红 9g，嘱令再服 4 剂。

4 月 11 日三诊：上次诊病回家后，晚九点又发作一次。但发作时无气上冲的感觉，持续的时间也甚短，发作后头痛消失也快。现身已不觉冷，手足不凉，脉已不沉，舌苔转薄，苔色不黄，舌质略红。

因湿热已除，气机已畅，以平陈汤加减续服，巩固疗效。自后此症未再发作。（谷越涛医案）

（三）急性阑尾炎

侯某，男，26岁。阳谷县石门宋公社龙虎寨大队社员，1974年8月求诊。

右下腹持续疼痛已四五天。初时满腹作痛，2天后疼痛局限于脐部右下方。自述已服过治阑尾炎中药3剂，方中有当归、赤芍、公英、双花、乳香、没药等清热、解毒、活血、行瘀之品，未见疗效，疼痛且有继续加重之势。细询病情，知病人恶寒、肢冷，痛处有灼热感，局部疼痛越重，身冷也越明显。食欲不振，轻度恶心，心烦，口苦，口干不欲饮。舌质红，苔薄黄，脉弦数略沉。

证属阳热内郁，气机不畅，局部气血瘀滞，予以四逆散合金铃子散。处方：柴胡9g，白芍12g，枳实9g，元胡9g，川楝子9g，甘草6g。

上方1剂后，右下腹热痛明显减轻。身不觉寒，四肢转温，恶心止。继服两剂，诸症消失，随访两年，未见复发。（谷越涛医案）

【编者按】四逆散有柴胡以升肝解郁，有枳实以降胃导滞，又有芍药甘草以养荣和络，缓急止痛，所以凡由于肝郁克土，胃失和降，或胃肠湿滞，阳受郁遏所导致的一切症状，本方都用之有效。以上三案，主诉虽然有"两腿烦痛""癫痫频作""肠痛腹痛"的不同，但从兼见诸脉症来分析，或身觉微寒，或四肢较冷，或脉弦舌赤，或胃脘胀满，或呕吐痰涎，和论中四逆散证的"四逆""腹痛""泄利下重"一样，都说明是肝气内郁，肠胃气滞，所以都是本方治疗的范畴。《内经》所谓"伏其所主，先其所因"原则，通过以上诸案，可以深有启发。

四、当归四逆汤治验

（一）头目不清爽

李某，男性，中年，1966年初夏，到省中医院求诊。主诉：头目不适，似痛非痛，有如物蒙，毫不清爽，已近1年。自带病历一厚本，若菊花、天麻、钩藤、黄芩、决明、荆芥、防风、羌活、独活等清热散风的药物，几乎用遍，俱无效果。我见他舌红苔少，考虑是血虚头痛，为拟四物汤加蔓荆子一方，3剂。病人第二次复诊时，自述服本方第1剂后，曾经一阵头目清爽，但瞬间即逝，接服第2、3剂，竟连一瞬的效果也没有了。我又仔细诊察，无意中发现，时近仲夏，病人两手却较一般人为凉。再细察脉搏，也有细象。因想《伤寒论》中论厥证，肢冷脉细，为阳虚血少，属于当归四逆汤证。此病人舌红苔少，也是血少之征，论中虽未言及本方能治头痛，也不妨根据脉证试服一下。即给予本方原方3剂。下次复诊，果然症状基本消失。为了巩固疗效，又给予3剂。病人说，已能恢复工作。（李克绍医案）

【编者按】余讲伤寒课已有多年，不通过临床，还不知此方能清头目，理论结合实践是多么重要啊！同时也理解了前服四物汤加蔓荆子方，之所以能取瞬间之效，全在辛散与益血并用。但续服之后，川芎、蔓荆之辛散，远不敌地黄、芍药之滞腻，益血虽有余，通阳则不足，所以也就无效了。

（二）两足冻瘀

张某，男，年八旬余。1974年冬诊视。

病人两下肢从膝盖以下，凉至足部，两足颜色紫黯。足趾附近，皮肤干枯，像很厚的死皮一样，表面且有不少散在的小形溃疡，但不甚疼痛。诊视脉象，迟而又细。

此因 1974 年冬季，寒冷期较往年为长，病人虽然睡火炕，但火力不足，炕里边沿伸足处温度更低，被褥又不厚，以致两足得不到充足的温暖。加之病人年老，不喜欢下炕活动，连同以上原因，就导致血行不畅、阴寒凝滞而成本病。治宜温经活血。方用当归四逆汤原方加红花。

因病人煎药不便，令将药轧为细末，每付 2 钱，开水冲服，早晚各服 1 次。

服完 1 剂后，两腿颜色红活，发凉亦转轻。接着又服 1 剂，死皮开始脱落，溃疡处有极浅表的小脓点破出。又接服 1 剂，死皮脱尽，溃破点亦愈合而痊愈。（张灿玾医案）

（三）小儿麻痹后遗症

杜某，男，年 20 余。

病人幼年曾患小儿麻痹症，成年后，两下肢较细，并软弱无力，行动吃力，走路要拄双拐。每至冬季，即四肢发凉，尤其两下肢，极不耐冷，最易受冻伤。此乃气血虚弱，抵抗力太差，在冬季阳衰阴盛之际，气血更不能畅行于四末所致。今又值冬令，前症加重。仍宜益血通阳为治。方用当归四逆汤原方。

连服数剂，即觉两下肢转为温暖，耐寒力亦有所增强。（张灿玾医案）

【编者按】当归四逆汤方中，当归、芍药以益血；桂枝畅血行；细辛、通草以散寒通络；甘草、大枣培中土以增强化源，是一张改善毛细血管微循环的方剂。《伤寒论》中用以治"手足厥寒，脉细欲绝者"，王旭高认为本方治寒入营络，腰股腿足痛者甚良，加之以上三案，和本方临床常用以治手足冻疮等，足以说明本方对于因寒而致的末梢循环不利，有很好的调整作用。

此外，据报道，有用本方以治寒凝气滞所致妇女月经期小腹痛的，则似应仿《伤寒论》中"若其人内有久寒者，宜当归四逆加吴茱萸生姜汤主之"之例，加入生姜、吴茱萸最好。

五、吴茱萸汤治验

（一）食欲不振

一男性，壮年，每日只能勉强进食一二两，不食亦不饥。在牟平县龙泉公社医院住院近1个月，多方治疗，与健脾、消导等药，俱不见效。适值余暑假回家，因求我诊视。病人不嗳气，不呕吐，形体不消瘦，言语行动，亦如常人。自诉稍觉满闷。按其脉象，稍觉弦迟，舌质正常，舌苔薄白，但显得非常黏腻。因考虑：弦主饮，迟主寒，舌苔黏腻，当是胃寒挟浊。因与吴茱萸汤加神曲试治。吴茱萸用15g。次日，病人来述，服后食欲大振。令其再服1剂，以巩固疗效。

事后考虑，病人稍觉满闷，实即《金匮要略·呕吐哕下利》中吴茱萸汤证"呕而胸满"之轻者。（李克绍医案）

（二）睡后口角流涎

王某，女，老年，每入睡后即口流涎沫，及醒时，枕巾即全已湿透。回忆《伤寒论》中吴茱萸汤能治干呕吐涎沫，即予吴茱萸汤原方，竟获痊愈。（赵恕斌医案）

（三）顽固性头痛

谢某，女，50岁，军人家属。1975年12月21日初诊。病人头痛已两年余，痛当颠顶，如有重物覆压，必以手或其他暖物温熨颠顶，才能略觉缓解。最怕冷，冷即剧痛，所以常年戴帽，不敢遇风。痛剧时，干呕，吐涎沫，但不吐食物，亦不吐水。再重则手足逆冷，出冷汗，别人呼唤，亦不答应。曾延医约40余名，遍及冀、鲁、豫、苏四省。曾服过珍珠、牛黄、琥珀、天麻煮鸡、蝎子、蜈蚣等，药价贵的每剂40余元，但毫无效果。查脑电图正常。脉沉弦，舌苔白薄而腻。

此是寒浊上逆，厥阴头痛，宜温肝降浊，吴茱萸汤加减主之。处方：吴茱萸9g，党参9g，生姜3片，柴胡、生白芍、炒枳实、制半夏各9g，羌活、防风各4.5g。水煎服。

12月25日复诊：上方3剂，痛减，可以脱帽，夜间看篮球赛表演，亦不甚痛。脉弦象已减。嘱原方续服3剂。

1976年1月5日，三诊：痛虽减，但有时仍吐，上方加苏梗9g。

1977年4月12日，四诊：时隔年余，上方前后共服20余剂，已不痛不吐，仅在月经前后，或有数秒或一二分钟的似痛感觉。饮食如常。自述以往遇冬，必以厚棉絮裹头，而1976年冬季极冷，未戴棉帽，亦顺利过冬。现在只是有时感觉眩晕。上方再加菊花、钩藤各9g，病人带方回家。（张殿民医案）

【编者按】吴茱萸汤在《伤寒论》中凡三见：一在阳明篇，"食谷欲呕，属阳明也，吴茱萸汤主之"。一在少阴篇，"少阴病，吐利，手足厥冷，烦躁欲死者，吴茱萸汤主之"。一在厥阴篇，"干呕吐涎沫，头痛者，吴茱萸汤主之"。另外，《金匮要略·呕吐哕下利》还有"呕而胸满者，吴茱萸汤主之"一节。这四节对于吴茱萸汤主症的描述，虽有"欲呕""烦躁""吐涎沫""头痛""胸满"等的不同，但其中一个共同的病理是寒浊壅塞。寒浊或在胃上口，或偏近胸中，或聚在胃中脘，病灶的远近和寒浊的多少，以及病人的不同体质，不同的耐受性，构成了这些不同症状的特点。但不管怎样，寒浊不开，症状就不会消失，而吴茱萸汤正是温胃降浊的有效方剂。其中生姜辛温而散，和胃散水，吴茱萸苦温而降，暖胃降浊，是本方的主药。用人参、大枣，是扶正安中，相辅成功。因此，吴茱萸汤对于寒而兼浊者，用之必效。睡后口角流涎一案，就是寒浊，所以本方用得恰到好处。

六、真武汤治验

（一）神经官能症

张某，女，47 岁，禹城县廿里堡公社双新大队社员。1976 年 4 月 28 日初诊。

病人于产后 40 天，始觉两臂震颤，以后逐渐加重，发展至全身不自主震颤，已两个半月。阵发性加剧，影响睡眠及进食，病人就诊时亦不能稳坐片刻，并伴有舌颤、言语不利、憋气，以长息为快。食欲差。曾多次就医，各方求治不验。曾在山东医学院附属医院检查，神经系统无异常，诊断为"神经官能症"，服西药不效。也服过中药，补气养血，柔肝舒筋，疏肝理气，平肝潜阳等剂，亦不见效果。诊视：舌质尖部略红，左侧有瘀斑，舌苔白，两手脉俱沉滑弱。

治宜温阳镇水，真武汤加味：茯苓 30g，白术 24g，制附子 12g，白芍 15g，生姜 12g，桂枝 9g，半夏 12g，生龙、牡各 30g，炙甘草 6g。水煎服 2 剂。

4 月 30 日复诊：病人自述，29 日晨 8 时服第一剂药，至当日下午 6 时许，颤动基本停止，腹内鸣响。当晚又进第 2 剂，颤动停止。晚上睡眠明显好转，仅有时自觉头有阵阵轰鸣。上方白

芍改用 30g，加钩藤 12g，磁石 30g，再取 3 剂，以巩固疗效。（张洪彩医案）

【体会】震颤是不随意动作，是运动神经系统的病理现象之一。中医临床对于震颤的病因、病理和治则的认识，有时和抽搐、痉厥等不能截然分开。实证多从风、火、痰来考虑，因为痰郁都可以化火，热极容易生风，肝是风木之脏，在变动为握，所以治疗多从清热、化痰、平肝、息风着手。虚证多由气血津液过伤，不能养筋，以致筋急而搐，所以多出现在小儿吐泻之后，或发汗后、失血后、产后、痈疽溃后，治疗时应当注重补养气血。

本病人除舌尖稍红之外，别无热象表现，而且诊前多次服过柔肝、疏肝、平肝等药，却毫无效果，则风热实证可以排除。病人脉象沉弱，又发生在产后，确实应该从虚证上来考虑。但已服过补养气血之剂，并未见效，这就不仅仅是虚，而且还要考虑兼有水饮。因为从症状来说，《金匮要略·水气》曾说："水气在皮肤中，四肢聂聂动者，防己茯苓汤主之。"《痰饮咳嗽》说："膈上病，痰满、喘、咳、吐……其人振振身瞤剧，必有伏饮。"本论第 82 条的真武汤证，也提到"身瞤动"一症，都和本病人的震颤相符合。再从脉象上来分析：《金匮要略·水气》云："寸口脉沉滑者，中有水气。"又云："脉得诸沉，当责有水。"又云："水之为病，其脉沉小，属少阴。"而本病人的脉象，恰好是沉滑而弱，所以本证的关键，不仅是虚，而且兼有水邪泛溢。既然是水泛，就必是虚在脾肾。因为脾主散精，肾为水脏，脉弱脉沉，就是脾肾两虚，所以用真武汤壮肾阳以镇水，健脾土以制水，是根本的治法。服药后腹内鸣响，就是肾阳蒸动，脾气健运，水饮有不能自容之势。也就是"大气一转，其气乃散"的佳兆。

至于方药，苓术合用，健脾利水；术附合用，暖肌补中；生姜散水；白芍使术、附化湿而不伤阴。尤其加入桂枝，能外通腠理，下达膀胱，温通三焦水道，不但取防己茯苓汤用桂枝通阳有制止肌肉蠕动之意，而且兼有温化水饮以治短气的作用。《金匮要略·痰饮》云："短气有微饮，当从小便去之，苓桂术甘汤主之。"本病人有憋气感觉，并以长息为快，亦系水饮所致。本方加入桂枝，正好把苓桂术甘汤也包括在内。此外，又以半夏蠲饮，龙牡潜镇，方药对证，所以两剂痊愈。

（二）自汗

刘某，男，成年，患自汗不止，曾到济南某医院检查，诊断为自主神经功能紊乱，亦无治法。余诊视后，认为是阳虚水泛，给予真武汤。五六剂后，即恢复正常。（韩其江医案）

【编者按】 本案是在阔别后会面时论及伤寒方的应用而谈到的，舌色脉象当时都未问及。但既然是阳虚水泛，常临床者自能心中有数，因此，这仍然不失为一个简单而有价值的医案。

真武汤的应用，在《伤寒论》中有两条：一是用于"太阳病发汗，汗出不解，其人仍发热，心下悸，头眩，身瞤动，振振欲擗地者"。一是用于"少阴病四、五日，腹痛，小便不利，四肢沉重，疼痛，自下利者，此为有水气"。这两条的主症，一是头眩心悸，一是腹痛下利，再加上案的震颤，和本案的自汗不止，虽然主症不同，病理却都是阳虚水泛，真武汤能扶阳镇水，所以都用之有效。

扶阳镇水，也就是增强肾脏功能，促进水的代谢，因此，据报道用于肾病尿毒症，也有一定的疗效。本方和五苓散，都能促进人体的水液代谢，但是药理作用不同，五苓散中用桂枝，真武汤中用附子，因此，临床出现脉沉迟、沉紧，或阳虚肢冷，说明是肾阳不足的，就用真武汤；不出现这样的脉证，而是脉浮或口渴，关键是三焦不利的，就用五苓散。旧注称二方一是治腑，一是治脏，其实际意义就是这样。震颤一案，桂枝、附子并用，也可以说是脏腑兼治。

七、芍药甘草汤治验

两臂痉挛症　孙某，女，中年，两臂乱动，昼夜不止，自己却不停地说："累死我了！累死我了！"由其家人强按其手臂，才诊了一下脉。现已记不起是什么脉象，也记不起处方是什么，只记得当时是以养血息风为治。服药后无效。后一老药工李树亭，给予一方：芍药30g，甘草30g。服后竟获痊愈。（李克绍医案）

【编者按】芍药甘草汤在《伤寒论》中用于发汗亡阳，在阳复之后的脚挛急证。本方除了养阴之外，还有缓解痉挛的作用，因此，据临床报道，可用于三叉神经痛、坐骨神经痛、腹痛、腓肠肌痉挛等。虽然在不同的方剂中，根据不同的情况，有时也加入养血、祛风、温经、清火等药，但只要有痉挛现象存在，就都可加入两味。本案痉挛昼夜不止，说明二药缓解痉挛的效果显著。

八、四逆加人参汤治验

心动过缓　张某，女性，中年，山东中医学院教师。

病人胸中满闷，手足发凉，脉沉迟。西医曾诊断为心动过缓，但无有效疗法，转求中医诊治。余处四逆加人参汤方，五、六剂痊愈，后未再发。（李克绍医案）

【编者按】本证手足凉，脉沉迟，说明心阳不振，其满闷也是胸阳不宣所致，四逆汤是回阳之剂，颇为对证。其所以加入人参，是因为人参体阴而用阳，既能益血，又能强心，加入四逆汤中，不但防止了姜、附伤阴，而且能增强四逆汤的强心作用，所以心动过缓而又表现为阳虚的，用之有效。

九、半夏泻心汤治验

严重失眠 李某，女性，年约六旬，山东大学干部家属。

1970年春，失眠症复发，屡治不愈，日渐严重，竟至烦躁不食，昼夜不眠，每日只得服安眠药片，才能勉强略睡一时。当时我院在曲阜开门办学，应邀往诊。按其脉涩而不流利，舌苔黄厚黏腻，显系内蕴湿热。因问其胃脘满闷否？答曰，非常满闷。并云大便数日未行，腹部并无胀痛。我认为，这就是"胃不和则卧不安"。要使安眠，先要和胃。处方：半夏泻心汤原方加枳实。

傍晚服下，当晚就酣睡了一整夜，满闷烦躁，都大见好转。接着又服了几剂，终至食欲恢复，大便畅行，一切基本正常。（李克绍医案）

【编者按】《灵枢·邪客》论失眠的证治是这样说的："厥气客于五脏六腑。"致使"卫气独卫其外，行于阳不得入于阴……故目不瞑。"治之之法，是"补其不足，泻其有余，调其虚实，以通其道，而去其邪"。本证心下有湿热壅遏，就是"厥气"内客，所以尽管半夏泻心汤在《伤寒论》中并未提到有安眠的作用，但是苦辛开泄，消散湿热，就能达到"决渎壅塞，经络大通，阴阳得和"的目的，因而取得"阴阳以通，其卧立至"的效果。

【又按】本病人愈后将近1年，失眠又发作过一次，也是以胃肠症状出现的。说明本证的病因是胃家湿热。

十、桂枝去桂加茯苓白术汤治验

癫痫 王某，女性，年约五旬，住济南市白马山。病人经常跌倒抽搐，昏不知人，重时每月发作数次，经西医诊断为癫痫，多方治疗无效。后来学院找我诊治。望其舌，一层白砂苔，干而且厚。触诊胃部，痞硬微痛，并问知其食欲不佳；口干欲饮。此系水饮结于中脘。但病人迫切要求治疗痫风，并不以胃病为重。我想，癫痫虽然是脑病，但是脑部的这一兴奋灶，必须通过刺激才能引起发作。而引起刺激的因素，在中医看来是多种多样的，譬如用中药治疗癫痫，可以任选祛痰、和血、解郁、理气、镇痉等各种不同的方法，有时都能减轻发作，甚至可能基本痊愈，就是证明。本病人心下有宿痰水饮，可能就是癫痫发作的触媒。根据以上设想，即仿桂枝去桂加茯苓白术汤意，因本证不发热，把桂枝、姜、枣一概减去，又加入枳实消痞，僵蚕、蜈蚣、全蝎以搜络、祛痰、镇痉。处方：茯苓、白术、白芍、炙甘草、枳实、僵蚕、蜈蚣、全蝎。

病人于1年后又来学院找我看病，她说，上方连服数剂后，癫痫一次也未发作，当时胃病也好了。现今胃病又发，只要求治疗胃病云云。因又予健脾理气化痰方而去。（李克绍医案）

【编者按】 本案病人，历年以来，各处奔走，访医求治，其惟一目的是要求解除癫痫。但是服过不少治癫痫的药物，而癫痫发作如故。改服几剂健脾散水稍加止痉的中药，便停止发作，这其中的道理，大有研究的价值。

据现代精神病学的论述：有一些精神失常的病人，是由于营养缺乏、内分泌功能失调或代谢紊乱等各种不同的内脏疾患所引起。这类病人的躯体症状常很显著，而在全身功能都可能受到干扰的同时，精神症状往往只是疾病的全部临床征象的一部分，因此，又被称为症状性精神病。以上两例，同样也是症状性的。

症状性精神病，在《伤寒论》中就有不少的启示。如"谵语""郑声""惕而不安""发则不识人""烦躁不得眠"等都是。这些症状的产生，除少数例外（如热入血室），大部分是由于胃肠疾患——阳明实热或胃家湿热所引起。中医学中有所谓"食厥""痰厥"等，也多属于这一类。这些精神症状的病理，基本上是"肠胃不和，则九窍不通""清阳不升、浊阴不降"或"浊邪害清"所致。因此，治疗时应健脾胃以治本，泻热导滞以治标，不论从本从标，或补或泻，都能达到不去安神而神自安的目的。

还有需要说明的问题是：同是胃肠不和，却有的能引起精神症状，有的不出现精神症状。即使出现精神症状，其表现也各不相同，据个人临床所见，不但在症状方面有头晕、目眩、耳鸣、失眠、烦躁、谵妄以及癫痫等，而且这些症状在程度上也或轻或重，极不一致。譬如以上两案，前者是烦躁，彻夜不寐，后者是癫痫，发作频繁；有的就不是这样，而是较为轻些。为什么有这样的差别呢？这是因为：精神障碍的发生，不仅决定于躯体疾患性质的严重程度和发展阶段，更重要的是决定于病人高级神经活动的类型，和患病时的大脑功能状态，并且与先天的遗传因素、年龄、精神因素以及环境等也都有密切的关系。

十一、桂枝加附子汤治验

十指疼痛　范某，女性，素体弱，感冒后，发热，微汗出，并十指疼痛，已十余日。诊其脉象沉细。此是平素阳虚体质，感冒后邪未尽去，而阳愈见绌，不能达于四末之故。与桂枝加

附子汤。附子初用 2.4g，后增至 4.5g，共服 3 剂痊愈。（叶执中医案）

【编者按】此证与"太阴中风，四肢烦疼"的病理颇有互相发明之处。太阴中风是风中挟有脾湿之故，桂枝加附子汤方有桂枝汤解表，附子扶阳祛湿。此是寒邪外束，故脉象沉细，桂枝通阳，附子镇痛，所以也用之有效。但既然出现细脉，应仿当归四逆汤加入当归最好。

十二、麻黄汤治验

荨麻疹 陈某，曲阜县人，单身独居，1973 年春节前，清晨到邻村换取面粉冒寒，突感身痒，前后身及两上肢，遍起斑块，高出皮肤，颜色不红，时抓时起，时起时消。经西医用氯苯那敏及注射钙剂，均无效。四五日后改找中医治疗。余初用浮萍方（见《中医文摘汇编》），无效，后根据病人脉迟、肢冷，并有明显的感寒外因，遂改用麻黄汤原方。共服两剂，块消痒止，后未再发。（李树滋医案）

【编者按】荨麻疹，中医学旧称瘾疹，多因外受风寒，并兼有血虚、血热等不同的内在因素，所以其临床表现也有暮重朝轻、暮轻朝重、色淡、色红、发病新久等的不同特点。治疗时应根据这些特点，或凉血，或祛风，或固表，或内治，或外洗来对症用药。但特点虽各有不同，而止痒消块却是共同的目标，因此，凡能止痒的方剂，有时都有可能用到治疗荨麻疹上去。在《伤寒论》中提到身痒的有两条：一是"面色反有热色者，未欲解也，以其不能得小汗出，身必痒，宜桂枝麻黄各半汤"。一是"阳明病，法多汗，反无汗，其身如虫行皮中状者，此以久虚故也"。后者是表虚，宜实表，补中益气汤加荆、防之类。前者是表实，宜泄卫，除了桂枝麻黄各半汤之外，如桂枝二麻黄一汤、桂枝二越婢一汤、桂枝加芍药汤，便秘者桂枝加大黄汤，甚至《金匮要略》中麻黄杏仁薏苡甘草汤、麻黄加术汤等，都可以根据不同的特点加以选用。本证用麻黄汤治愈，就是很好的例子。